前庭リハビリテーション ガイドライン 2024年版

Guidelines for Vestibular Rehabilitation 2024

一般社団法人　日本めまい平衡医学会 ｜ 編
Japan Society for Equilibrium Research

金原出版株式会社

作成委員会

総括委員会

委員長　伏木　宏彰　　目白大学保健医療学部言語聴覚学科教授

委　員　青木　光広　　大垣徳洲会病院耳鼻咽喉科・頭頸部外科部長

　　　　　池園　哲郎　　埼玉医科大学耳鼻咽喉科学教授

　　　　　今井　貴夫　　ベルランド総合病院めまい難聴センターセンター長

　　　　　岩﨑　真一　　名古屋市立大学耳鼻咽喉科学教授

　　　　　折笠　秀樹　　統計数理研究所大学統計教員育成センター特任教授

　　　　　北原　　糺　　奈良県立医科大学耳鼻咽喉・頭頸部外科学教授

　　　　　肥塚　　泉　　聖マリアンナ医科大学耳鼻咽喉科学特任教授

　　　　　五島　史行　　東海大学耳鼻咽喉科学准教授

　　　　　佐藤　　豪　　徳島大学耳鼻咽喉科・頭頸部外科学准教授

　　　　　城倉　　健　　横浜市脳卒中・神経脊椎センターセンター長・副病院長

　　　　　將積日出夫　　富山大学学術研究部耳鼻咽喉科頭頸部外科学教授

　　　　　杉内友理子　　東京医科歯科大学システム神経生理学准教授

　　　　　鈴木　光也　　東邦大学佐倉医療センター耳鼻咽喉科学教授

　　　　　瀬尾　　徹　　聖マリアンナ医科大学横浜市西部病院耳鼻咽喉科教授

　　　　　武田　憲昭　　徳島大学名誉教授

　　　　　堤　　　剛　　東京医科歯科大学耳鼻咽喉科学教授

　　　　　堀井　　新　　新潟大学耳鼻咽喉科学教授

　　　　　室伏　利久　　帝京大学溝口病院耳鼻咽喉科学客員教授

　　　　　山中　敏彰　　近畿大学医学部耳鼻咽喉・頭頸部外科学教授

執筆委員

　　　　　荻原　啓文　　長野保健医療大学保健科学部リハビリテーション学科助教

　　　　　加茂　智彦　　群馬パース大学リハビリテーション学部理学療法学科助教

　　　　　北原　　糺　　奈良県立医科大学耳鼻咽喉・頭頸部外科学教授

　　　　　肥塚　　泉　　聖マリアンナ医科大学耳鼻咽喉科学特任教授

　　　　　五島　史行　　東海大学耳鼻咽喉科学准教授

　　　　　佐藤　　豪　　徳島大学耳鼻咽喉科・頭頸部外科学准教授

　　　　　塩崎　智之　　奈良県立医科大学耳鼻咽喉・頭頸部外科学講師

　　　　　武田　憲昭　　徳島大学名誉教授

　　　　　伏木　宏彰　　目白大学保健医療学部言語聴覚学科教授

　　　　　堀井　　新　　新潟大学耳鼻咽喉科学教授

　　　　　山中　敏彰　　近畿大学医学部耳鼻咽喉・頭頸部外科学教授

システマティックレビュー委員

荻原　啓文	長野保健医療大学保健科学部リハビリテーション学科助教
加茂　智彦	群馬パース大学リハビリテーション学部理学療法学科助教
五島　史行	東海大学耳鼻咽喉科学准教授
佐藤　　豪	徳島大学耳鼻咽喉科・頭頸部外科学准教授
塩崎　智之	奈良県立医科大学耳鼻咽喉・頭頸部外科学講師
伏木　宏彰	目白大学保健医療学部言語聴覚学科教授
山中　敏彰	近畿大学医学部耳鼻咽喉・頭頸部外科学教授

編　集

一般社団法人　日本めまい平衡医学会

承　認

一般社団法人　日本耳鼻咽喉科頭頸部外科学会

前庭リハビリテーションガイドライン 2024年版の発刊にあたって

　一側の末梢前庭が障害されると，めまいや平衡障害が出現するが，前庭代償により次第に回復する。しかし，前庭代償が遅延してめまい・平衡障害が持続する例も少なくない。前庭代償が遅延し，頭部や身体の動きによりめまい・平衡障害が誘発される末梢前庭障害患者に対して，日常生活動作（ADL）を改善し，転倒リスクを軽減して円滑な社会活動を営めるようにする目的で，平衡訓練/前庭リハビリテーション（vestibular rehabilitation）が行われる。

　平衡訓練/前庭リハビリテーションは，1940年代にCawthorneとCookseyらにより考案された。その後，頭部と眼の運動，立位や歩行における頭部と身体の運動などを組み合わせた平衡訓練/前庭リハビリテーションが提唱された。2015年のコクランレビューでは，末梢前庭障害患者に対する前庭リハビリテーションは中等度から強いエビデンスがあり安全で効果的な方法であると報告されている。米国では前庭リハビリテーションを専門職とする理学療法士が存在し，多くの医療現場で前庭リハビリテーションが実施されている。

　本邦においては，1990年に日本平衡神経科学会（日本めまい平衡医学会の前身）が「平衡訓練の基準」を提案した。以来，外来での訓練指導，冊子を配布してのホームエクササイズ，集団での訓練指導などの様々な形態で，医師主導のもと平衡訓練/前庭リハビリテーションが行われてきた。しかし，各施設で異なる訓練方法で前庭リハビリテーションが行われているという問題点があった。そこで日本めまい平衡医学会が「平衡訓練の基準」を「平衡訓練/前庭リハビリテーションの基準 2021年版」に改訂し，メカニズムに基づいた訓練方法の標準化を提案した。本ガイドライン作成委員会では，この2021年版をもとに，「Minds診療ガイドライン作成マニュアル 2020ver.3.0」に準拠して前庭リハビリテーションガイドラインの策定を行った。そして，『前庭リハビリテーションガイドライン 2024年版』は日本めまい平衡医学会の理事会の審議を経て完成した。

　本ガイドラインの作成に携わっていただいた委員の先生方に深甚なる敬意と謝意を表すとともに，本ガイドラインがめまい診療の質の向上と前庭リハビリテーション普及に役立ち，めまい・平衡障害に悩む患者の福音となれば幸いである。

2024年2月

前庭リハビリテーションガイドライン2024年版作成委員長

伏木　宏彰

目　次

第2章　前庭リハビリテーションの訓練方法

第3章　前庭リハビリテーションの評価

第4章　クリニカルクエスチョンClinical Question（CQ）

Clinical Question (CQ)・推奨一覧

CQの推奨の強さ
1. 強い推奨（recommend）：行うこと（または行わないこと）を推奨する。
2. 弱い推奨（suggest）：行うこと（または行わないこと）を提案する。

	CQ	推奨	推奨の強さ／エビデンスレベル
CQ1 (p.38)	慢性期の一側末梢前庭障害に前庭リハビリテーションは有用か？	前庭リハビリテーションは，一側末梢前庭障害による慢性期のめまい症状，バランスや歩行障害の改善に効果が得られる根拠のレベルが高く，行うことを非常に強く推奨する。	推奨の強さ：1 エビデンスレベル：A
CQ2 (p.42)	慢性期の両側末梢前庭障害に前庭リハビリテーションは有用か？	前庭リハビリテーションは，両側末梢前庭障害による慢性期のめまい症状の改善や視線の安定化，バランスや歩行障害の改善に効果が得られる根拠のレベルが十分ではないことを理解したうえで，行うことを強く推奨する。	推奨の強さ：1 エビデンスレベル：B
CQ3 (p.45)	急性期・亜急性期の末梢前庭障害に前庭リハビリテーションは有用か？	前庭リハビリテーションは，末梢前庭障害による急性期・亜急性期のめまい症状の改善や視線の安定化，バランスや歩行障害の改善に効果が得られる根拠のレベルが十分ではないことを理解したうえで，行うことを強く推奨する。急性期に実施する際は，悪心・嘔吐や転倒に注意する。	推奨の強さ：1 エビデンスレベル：B
CQ4 (p.49)	高齢者の末梢前庭障害に前庭リハビリテーションは有用か？	前庭リハビリテーションは，末梢前庭障害による高齢者のめまい症状の改善や視線の安定化，バランスや歩行障害の改善や，転倒リスクの軽減に効果が得られる根拠のレベルが高く，行うことを非常に強く推奨する。実施する際は，転倒に注意する。	推奨の強さ：1 エビデンスレベル：A
CQ5 (p.53)	末梢前庭障害以外のめまい・平衡障害に前庭リハビリテーションは有用か？	前庭リハビリテーションは，前庭性片頭痛（Vestibular Migraine），持続性知覚性姿勢誘発めまい（Persistent Postural-Perceptual Dizziness：PPPD）によるめまい症状，バランスや歩行障害の改善に効果が得られる根拠が不足していることを理解したうえで，行うことを推奨する。	推奨の強さ：1 エビデンスレベル：C
CQ6 (p.58)	理学療法士の介入とホームエクササイズを併用した前庭リハビリテーションは有用か？	理学療法士の介入とホームエクササイズを併用した前庭リハビリテーションは，末梢前庭障害によるめまい症状，バランスや歩行障害の改善に効果が得られる根拠のレベルが高く，行うことを非常に強く推奨する。	推奨の強さ：1 エビデンスレベル：A
CQ7 (p.61)	ホームエクササイズのみによる前庭リハビリテーションは有用か？	ホームエクササイズのみによる前庭リハビリテーションは，末梢前庭障害によるめまい症状，バランスや歩行障害の改善に効果が得られる根拠のレベルが十分ではないことを理解したうえで，行うことを強く推奨する。	推奨の強さ：1 エビデンスレベル：B

	CQ	推奨	推奨の強さ／エビデンスレベル
CQ8 (p.65)	前庭リハビリテーションにはどの程度の訓練回数，時間，期間が必要か？	1. 急性期・亜急性期の末梢前庭障害 CQ3 (p.45) で急性期・亜急性期の末梢前庭障害に対して前庭リハビリテーションを行うことを強く推奨した。訓練量に関しては，リハビリテーション専門職による適切な指導のもと，1日3〜5回の頻度，1日あたりの訓練時間は20分以上 (20〜40分) を目標とし，4週以上 (1〜2カ月) の訓練量を推奨する。急性期に実施する際は，悪心・嘔吐や転倒に注意する。	推奨の強さ：1 エビデンスレベル：C
		2. 慢性期の一側末梢前庭障害 CQ1 (p.38) で慢性期の一側末梢前庭障害に対して前庭リハビリテーションを行うことを非常に強く推奨した。訓練量に関しては，リハビリテーション専門職による適切な指導のもと，1日3〜5回の頻度，1日あたりの訓練時間は20分から開始して30分以上 (20〜40分) を目標とし，4週以上 (1〜2カ月) の訓練量を推奨する。	推奨の強さ：1 エビデンスレベル：C
		3. 慢性期の両側末梢前庭障害 CQ2 (p.42) で慢性期の両側末梢前庭障害に対して前庭リハビリテーションを行うことを強く推奨した。訓練量に関しては，リハビリテーション専門職による適切な指導のもと，1日3〜5回の頻度，1日あたりの訓練時間は20分から開始して40分以上 (40〜60分) を目標とし，6週以上 (1〜2カ月) の訓練量を推奨する。	推奨の強さ：1 エビデンスレベル：C
CQ9 (p.71)	前庭リハビリテーションはめまいによるQOLの低下の改善に有用か？	末梢前庭障害によるQOLの低下を改善する目的で行う前庭リハビリテーションは，効果が得られる根拠のレベルが高く，行うことを非常に強く推奨する。	推奨の強さ：1 エビデンスレベル：A
CQ10 (p.74)	前庭リハビリテーションはめまいに伴う抑うつや不安の改善に有用か？	末梢前庭障害によるめまいに伴う抑うつや不安を改善する目的で行う前庭リハビリテーションは，効果が得られる根拠のレベルが高く，行うことを非常に強く推奨する。	推奨の強さ：1 エビデンスレベル：A
CQ11 (p.77)	バイオフィードバックなどの医療テクノロジーを用いた前庭リハビリテーションは有用か？	医療テクノロジーを用いた前庭リハビリテーションは，末梢前庭障害によるめまい症状，バランスや歩行障害の改善に効果が得られる根拠のレベルが十分ではないことを理解したうえで，行うことを提案する。	推奨の強さ：2 エビデンスレベル：B

第 **1** 章

作成の経緯・概要

① 要約

目的

前庭リハビリテーションの定義と目的，対象，メカニズム，訓練方法，評価を記載し，エビデンスに基づき，日本めまい平衡医学会の前庭リハビリテーションガイドライン2024年版作成委員会（以下，ガイドライン作成委員会）のコンセンサスの得られたリハビリテーションを推奨する。

方法

前庭リハビリテーションについてのClinical Question（CQ）を『Minds診療ガイドライン作成マニュアル2020』（2020年版）に準拠して作成し，文献を検索した。システマティックレビューを行ってエビデンスを評価し，推奨，推奨の強さ，エビデンスレベル，背景・目的，解説・エビデンス，文献の採用方法，参考文献を作成した。

結果

前庭リハビリテーションについてのCQの推奨，推奨の強さ，合意率，エビデンスレベル，背景・目的，解説・エビデンス，益と害のバランス，文献の採用方法，推奨の判定に用いた文献，参考文献を提示した。

結論

前庭リハビリテーションの実施においては，『前庭リハビリテーションガイドライン2024年版』（以下，本ガイドライン）を活用することが望ましい。

② 作成委員会

総括委員会

委員長	伏木	宏彰	目白大学保健医療学部言語聴覚学科教授
委　員	青木	光広	大垣徳洲会病院耳鼻咽喉科・頭頸部外科部長
	池園	哲郎	埼玉医科大学耳鼻咽喉科学教授
	今井	貴夫	ベルランド総合病院めまい難聴センターセンター長
	岩﨑	真一	名古屋市立大学耳鼻咽喉科学教授
	折笠	秀樹	統計数理研究所大学統計教員育成センター特任教授
	北原	糺	奈良県立医科大学耳鼻咽喉・頭頸部外科学教授
	肥塚	泉	聖マリアンナ医科大学耳鼻咽喉科学特任教授
	五島	史行	東海大学耳鼻咽喉科学准教授
	佐藤	豪	徳島大学耳鼻咽喉科・頭頸部外科学准教授
	城倉	健	横浜市脳卒中・神経脊椎センターセンター長・副病院長

將積日出夫	富山大学学術研究部耳鼻咽喉科頭頸部外科教授
杉内友理子	東京医科歯科大学システム神経生理学准教授
鈴木　光也	東邦大学佐倉医療センター耳鼻咽喉科学教授
瀬尾　徹	聖マリアンナ医科大学横浜市西部病院耳鼻咽喉科教授
武田　憲昭	徳島大学名誉教授
堤　　剛	東京医科歯科大学耳鼻咽喉科学教授
堀井　新	新潟大学耳鼻咽喉科学教授
室伏　利久	帝京大学溝口病院耳鼻咽喉科学客員教授
山中　敏彰	近畿大学医学部耳鼻咽喉・頭頸部外科学教授

執筆委員

荻原　啓文	長野保健医療大学保健科学部リハビリテーション学科助教
加茂　智彦	群馬パース大学リハビリテーション学部理学療法学科助教
北原　糺	奈良県立医科大学耳鼻咽喉・頭頸部外科学教授
肥塚　泉	聖マリアンナ医科大学耳鼻咽喉科学特任教授
五島　史行	東海大学耳鼻咽喉科学准教授
佐藤　豪	徳島大学耳鼻咽喉科・頭頸部外科学准教授
塩崎　智之	奈良県立医科大学耳鼻咽喉・頭頸部外科学講師
武田　憲昭	徳島大学名誉教授
伏木　宏彰	目白大学保健医療学部言語聴覚学科教授
堀井　新	新潟大学耳鼻咽喉科学教授
山中　敏彰	近畿大学医学部耳鼻咽喉・頭頸部外科学教授

システマティックレビュー委員

荻原　啓文	長野保健医療大学保健科学部リハビリテーション学科助教
加茂　智彦	群馬パース大学リハビリテーション学部理学療法学科助教
五島　史行	東海大学耳鼻咽喉科学准教授
佐藤　豪	徳島大学耳鼻咽喉科・頭頸部外科学准教授
塩崎　智之	奈良県立医科大学耳鼻咽喉・頭頸部外科学講師
伏木　宏彰	目白大学保健医療学部言語聴覚学科教授
山中　敏彰	近畿大学医学部耳鼻咽喉・頭頸部外科学教授

③ 資金提供・スポンサー・利益相反

　本ガイドラインは，一般社団法人日本めまい平衡医学会の事業費により作成された。日本めまい平衡医学会は，特定の団体・企業からの支援を受けていない。

　ガイドライン作成委員会の委員および外部・内部評価者の利益相反（Conflict of Interest：

COI）を「日本医学会診療ガイドライン策定参加資格ガイダンス」（日本医学会利益相反委員会2017）に基づき，以下の通り開示する。

参加者名（所属・職名）	④講演料	⑦寄附金
武田憲昭 徳島大学 名誉教授		大鵬薬品工業株式会社
堀井　新 新潟大学耳鼻咽喉科学 教授		新潟県厚生連 大鵬薬品工業株式会社
松下　功 金沢医科大学病院リハビリテーション医学科 教授	田辺三菱製薬株式会社 アステラス製薬株式会社 アッヴィ合同会社 旭化成ファーマ株式会社 中外製薬株式会社	

その他の参加者については開示すべきCOIを有しない。

また，特定の委員の影響を受けないように，最終的な診療ガイドラインの記載内容や推奨事項に関しては，構成員全員が確認し承認を行った。

④ 作成の背景と沿革

　前庭リハビリテーション（vestibular rehabilitation）は，末梢前庭機能低下により生じためまい・平衡障害による日常生活動作（Activities of Daily Living：ADL）の低下を改善し，転倒リスクを軽減して円滑な社会活動を営めるようにする目的で，めまい症状の軽減，運動時の視線の安定化，姿勢の維持，歩行などの身体運動の円滑な遂行ができるようにデザインされた運動を反復する訓練である。

　日本平衡神経科学会（一般社団法人日本めまい平衡医学会の前身）が1990年に平衡訓練の基準を作成した。しかし，前庭リハビリテーションに対する耳鼻咽喉科医の認知度は必ずしも高くなかった。その後，平衡訓練/前庭リハビリテーションの標準化の必要性が高まったことから，2021年に一般社団法人日本めまい平衡医学会が平衡訓練/前庭リハビリテーションの基準を改訂した。さらに，前庭リハビリテーションガイドラインが求められるようになったことから，2022年に一般社団法人日本めまい平衡医学会が前庭リハビリテーションガイドライン作成ワーキンググループを設置し，前庭リハビリテーションガイドライン（案）を作成した。これに基づいて一般社団法人日本めまい平衡医学会が，本ガイドラインを作成した。2018年度の一般社団法人日本めまい平衡医学会主催の平衡機能検査技術講習会から臨床検査技師，看護師，言語聴覚士に加えて，理学療法士の参加が認められ，医師以

外の医療職が前庭リハビリテーションを学ぶ機会がひろがった。また，2021年8月には日本前庭理学療法研究会が発足した。このように医師とリハビリテーション専門職とが連携して実施できる体制が整いつつある。

　本邦では，前庭リハビリテーションを保険診療として行うことはできない。本ガイドラインは，あくまで前庭リハビリテーションの実施を支援するためのものであり，診療を拘束するものではない。本ガイドラインの内容を，臨床の現場でどのように用いるかは，医師の専門的知識と経験をもとに，患者の希望や価値観を考慮して判断されるものである。有効性を示す高いエビデンスがないことは，その治療が無効であることを意味しているわけではなく，また行ってはならないことを意味しているわけではない。しかし，エビデンスのない治療を行う場合には，エビデンスのある推奨される治療を行わなかったことへの合理的な配慮が必要である。なお，本ガイドラインの推奨事項は，法的根拠になるものではない。

5　作成目的ならびに目標

　本ガイドラインの目的は，前庭リハビリテーションの定義と目的，対象，メカニズム，訓練方法，評価を記載し，エビデンスに基づきガイドライン作成委員会のコンセンサスの得られたリハビリテーションを推奨することである。また，本ガイドラインは，前庭リハビリテーションを実施する際に活用され，医師の臨床判断の支援や，患者のめまい症状，バランスや歩行障害，QOLの改善などに有益となることを目標とする。

6　利用者

　本ガイドラインは，前庭リハビリテーションに関わる主に耳鼻咽喉科医を利用者として想定している。また本ガイドラインは，医師以外の医療従事者（理学療法士，作業療法士，言語聴覚士などのリハビリテーション専門職など）および患者にとっては，前庭リハビリテーションに関する知識を深めるために利用することも想定している。

7　対象

　本ガイドラインが対象とする主たる患者は，慢性期の一側末梢前庭障害患者である。慢性期の両側末梢前庭障害患者や急性期・亜急性期の末梢前庭障害患者，末梢前庭障害以外のめまい・平衡障害患者についても対象としてエビデンスを収集した。

エビデンスの収集

前庭リハビリテーションガイドライン作成委員会が本ガイドラインのSCOPE（ガイドライン作成の企画書）を作成し，PICO（P：patients, problem, population；I：intervention；C：comparisons, controls, comparator；O：outcomes）を用いてCQを設定した。アウトカムとしてめまい症状，視線の不安定，バランスや歩行障害，QOLの改善を選択した。

CQ1　慢性期の一側末梢前庭障害に前庭リハビリテーションは有用か？

CQ2　慢性期の両側末梢前庭障害に前庭リハビリテーションは有用か？

CQ3　急性期・亜急性期の末梢前庭障害に前庭リハビリテーションは有用か？

CQ4　高齢者の末梢前庭障害に前庭リハビリテーションは有用か？

CQ5　末梢前庭障害以外のめまい・平衡障害に前庭リハビリテーションは有用か？

CQ6　理学療法士の介入とホームエクササイズを併用した前庭リハビリテーションは有用か？

CQ7　ホームエクササイズのみによる前庭リハビリテーションは有用か？

CQ8　前庭リハビリテーションにはどの程度の訓練回数，時間，期間が必要か？

CQ9　前庭リハビリテーションはめまいによるQOLの低下の改善に有用か？

CQ10　前庭リハビリテーションはめまいに伴う抑うつや不安の改善に有用か？

CQ11　バイオフィードバックなどの医療テクノロジーを用いた前庭リハビリテーションは有用か？

　システマティックレビュー委員が前庭リハビリテーションに関する文献検索を行った。文献検索（検索対象期間）には，PubMed（1946年1月1日〜2022年7月31日），Cochrane Library（1995年1月1日〜2022年7月31日），医学中央雑誌（1990年1月1日〜2022年7月31日）を用いて実施した。PubMedと医学中央雑誌では，疾患のキーワードとCQのキーワードを掛け合わせて検索した。PubMed，Cochrane Libraryでは，英語以外の文献は除外することにした。研究デザインや論文形式による絞り込みは行っていない。Cochrane Libraryでは，疾患のキーワードからシステマティックレビューとランダム化比較試験（Randomized Controlled Trial：RCT）を検索した。良性発作性頭位めまい症（Benign paroxysmal positional vertigo：BPPV）に対する耳石置換法（頭位治療）は除外した。

　前庭リハビリテーションに関する適切なシステマティックレビューやメタアナリシスが得られた場合には，その文献の含まれる論文以降の新規のRCTと合わせてエビデンスとして採択した。システマティックレビューやメタアナリシスが得られなかった場合には，RCTを検索した。非RCTやコホート研究，症例対照研究などの観察研究もエビデンスとして採択した。副作用や合併症に関する研究結果は，論文の種類によらず採択した。

⑨ エビデンス総体の評価

『Minds診療ガイドライン作成マニュアル2020』（2020年版）に準拠して，エビデンスの確実性（強さ）を評価した。研究デザイン，研究の質，結果が一致しているか，研究の対象・介入・アウトカムは想定している状況に近いかなどを含めて総合的に判断した。

A（強い）：効果の推定値に強く確信がある。

B（中程度）：効果の推定値に中程度の確信がある。

C（弱い）：効果の推定値に対する確信は限定的である。

D（非常に弱い）：効果の推定値がほとんど確信できない。

⑩ 推奨作成

CQの推奨決定には，エビデンスのレベル，エビデンスの質，エビデンスの一貫性（複数の研究による支持），臨床的有用性，臨床上の適応性，害やリスクに関するエビデンスを考慮し，執筆委員全員参加の会議にて検討を重ね，無記名で投票し決定した。その投票結果を基にガイドライン作成委員会が総合的に判断し決定した。

推奨の強さは，以下のように評価した。

1（強い）：「行うこと」または「行わないこと」を推奨する。

2（弱い）：「行うこと」または「行わないこと」を提案する。

推奨文は，推奨の強さとエビデンスの確実性（強さ）に応じて以下のように表現し，推奨の強さとエビデンスの確実性（強さ）を併記した。

推奨の強さ1（強い）

エビデンスレベルA（強い）：

効果が得られる根拠のレベルは高く，行うことを非常に強く推奨する。

エビデンスレベルB（中程度）：

効果が得られる根拠のレベルは十分ではないことを理解したうえで，行うことを強く推奨する。

エビデンスレベルC（弱い）：

効果が得られる根拠が不足していることを理解したうえで，行うことを推奨する。

エビデンスレベルD（非常に弱い）：

効果が得られる根拠が不確実であることを理解したうえで，行うことを推奨できる。

推奨の強さ2（弱い）

エビデンスのレベルにかかわらず，提案する。

⑪ リリース前のレビュー

11.1 外部・内部評価者によるレビュー

本ガイドラインの公開に先立ち，2名を外部評価者，5名を内部評価者とし，評価を行った。外部評価は，ガイドラインの質の改善と普及を目的として，リハビリテーション医学の専門家に依頼した。

外部評価者

松下　功　金沢医科大学病院リハビリテーション医学科教授

百崎　良　三重大学大学院医学系研究科リハビリテーション医学分野教授

内部評価者

浅井　友詞　日本福祉大学健康科学部教授

許斐　氏元　声とめまいのクリニック二子玉川耳鼻咽喉科院長

坪田　雅仁　金沢医科大学氷見市民病院耳鼻いんこう科准教授

野口　佳裕　国際医療福祉大学耳鼻咽喉科教授

橋本　誠　山口大学大学院医学系研究科耳鼻咽喉科学講師

このうち，外部評価者1名と内部評価者1名は，AGREE II（Appraisal of Guideline for Research and Evaluation II）に基づいて，独立して評価を行った。また，外部評価者1名と内部評価者4名には，特に評価方法を指定することなく，ドラフト版の評価を依頼した。ガイドライン作成委員会は，評価に基づき本ガイドラインの最終版を修正した。

11.2 外部・内部評価者による指摘点とガイドライン作成委員会の対応

指摘1	AGREE Ⅱ領域1（対象と目的）：「5.作成目的ならびに目標」の中に，例えば「めまい症状，バランス，歩行障害（QOL，抑うつ，不安）の改善」など，期待される益やアウトカムを具体的に記載した方がよいと考える。	対応1	「5.作成目的ならびに目標」に以下を追記した（p.7）。 また，本ガイドラインは，前庭リハビリテーションを実施する際に活用され，医師の臨床判断の支援や，患者のめまい症状，バランスや歩行障害，QOLの改善などに有益となることを目標とする。
指摘2	AGREE Ⅱ領域1（対象と目的）：「患者の診断と治療に有益」とあるが，「診断」にも有益なのか。	対応2	「診断」を削除した（p.7）。
指摘3	AGREE Ⅱ領域2（利害関係者の参加）：患者の希望は積極的には考慮されていない。	対応3	日本めまい平衡医学会のホームページ上に本診療ガイドラインの最終版を2023年6月21日から7月6日まで掲示して，患者や一般市民からのパブリックコメントを募り，パブリックコメントの指摘に対して本ガイドラインの最終版を修正した（p.13）。
指摘4	AGREE Ⅱ領域3（作成の厳密さ）：具体的な検索式を外部に付録という形でも良いのでつけるとよりよい。	対応4	次のガイドライン改訂時に検索式を付録として記載するかを検討する。
指摘5	AGREE Ⅱ領域3（作成の厳密さ）：p.8の文献検索方法の記載の中に，検索対象期間を明記する必要がある。	対応5	検索開始日と検索対象期間を追記した（p.8）。
指摘6	AGREE Ⅱ領域3（作成の厳密さ）：アウトカム，言語の選択基準が記載されていない。	対応6	「8.エビデンスの収集」に，アウトカムとしてめまい症状，視線の不安定，バランスや歩行障害，QOLの改善を選択したことを追記した（p.8）。
指摘7	AGREE Ⅱ領域3（作成の厳密さ）：エビデンスの質的評価・量的評価のまとめ，エビデンス総体が明確に記載されていない。	対応7	「9.エビデンス総体の評価」に以下を追記した（p.9）。 研究デザイン，研究の質，結果が一致しているか，研究の対象・介入・アウトカムは想定している状況に近いかなどを含めて総合的に判断した。
指摘8	AGREE Ⅱ領域3（作成の厳密さ）：投票結果やその結果が推奨文にどのような影響を与えたか記載されていない。	対応8	推奨を作成する方法について「10.推奨作成」に追記した（p.9）。
指摘9	AGREE Ⅱ領域3（作成の厳密さ）：害の大きさに関する情報，益と害のバランスに関する情報がない。	対応9	CQ3（p.45），CQ4（p.49），CQ8（p.65）の推奨文に健康上の害，副作用，リスクを記載している。
指摘10	AGREE Ⅱ領域3（作成の厳密さ）：エビデンスを要約したエビデンステーブルなどがないため，推奨とエビデンスとの対応関係が不明瞭である。	対応10	CQ8以外のCQは，「解説・エビデンス」で推奨とエビデンスとの対応関係が分かるように記載している。CQ8では，1日の訓練回数，時間，期間に関して直接比較した研究結果がなかったため，テーブルを付けて推奨とエビデンスとの対応関係が分かるように補足した（p.65）。

指摘11	AGREE II 領域3（作成の厳密さ）：外部評価の目的の記載があればよりよい。	対応11	外部評価は，ガイドラインの質の改善と普及を目的として，リハビリテーション医学の専門家に依頼した。外部評価の目的を追記した (p.10)。
指摘12	AGREE II 領域5（適用可能性）：本ガイドラインを適用するにあたり阻害因子となるものやその対応法に関する記載をもう少し増やせるとよい。	対応12	「4.作成の背景と沿革」に，阻害因子と促進因子を追記した (p.6)。CQ11では，阻害因子として医療機器の開発コストを追記した (p.77)。
指摘13	AGREE II 領域5（適用可能性）：費用面に関する記載を増やせるとよい。	対応13	費用への影響は，情報収集を重ね次のガイドライン改訂時に検討する。
指摘14	AGREE II 領域5（適用可能性）：前庭リハビリテーションのプロセスやアウトカムに関する具体的なモニタリング基準をもう少し書けるとよい。	対応14	モニタリングのための基準は，情報収集を重ね次のガイドライン改訂時に検討する。
指摘15	注意する患者として，下肢の骨折の既往と書かれているが，下肢に限定するのは不自然に感じる。椎体骨折や上肢の骨折の既往のある患者も歩行能力やバランス能力は低下している。骨折の既往だけもしくは四肢・椎体骨折の既往がいいのではないか。またリハビリテーション中に転倒して問題になるのは，人工関節置換術後もそうだが，重度の骨粗鬆症患者も危険である。重度の骨粗鬆症も入れたほうがよいと思われる。	対応15	指摘通りに「四肢・脊椎椎体骨折の既往，重度の骨粗鬆症」を追記した (p.16)。
指摘16	「認知障害，視力障害…注意を要する」とあるが，疾患や病態も様々であり，注意の内容を具体的にすることが望ましい。	対応16	「頸部の痛みや転倒などに注意を要する」と追記した (p.16)。
指摘17	「文献の採用方法」の最後，採用した論文数が分かりにくい。	対応17	CQの「文献の採用方法」に，2次スクリーニングでの論文数と最終的に採用した論文数の関係を追記した。
指摘18	ガイドラインを途中から読んだ際，略語がわからない場合がある。本文中に使用されている略語を説明する一覧表（アルファベット順に記載）を作成し掲載すると読みやすくなる。	対応18	「略語一覧表」を追記した (p.86)。
指摘19	「OKN刺激」は理解しにくい。	対応19	「視運動性眼振を誘発する刺激」に変更した (p.18)。
指摘20	「視運動刺激の動画を繰り返し見る」は，読者が具体的にどのような動画を見れば良いのかがわかるようにすることが望まれる。	対応20	参考資料の「慣れを誘導する訓練」(p.85) に具体例が動画で示されていることから，追記しないこととした。
指摘21	「他覚所見の評価　回転検査」の参考文献は必要ではないか。	対応21	指摘通りに参考文献を追記した (p.34)。
指摘22	「c) その他の評価」を他覚所見の評価の項目から外して，「その他の評価」としてはどうか？	対応22	指摘通りに訂正した (p.35)。

指摘23	CQ2「解説・エビデンス」のアイソメトリック強化エクササイズは原文が(isometric strengthening exercises)となっているのでそのまま「アイソメトリック・ストレングス・エクササイズ」でどうか？	対応23	指摘通りに訂正した (p.43)。
指摘24	CQ3「急性症例」は「急性前庭障害症例」がわかりやすい。	対応24	指摘通りに訂正した (p.45)。
指摘25	「聴神経腫瘍」は「聴神経腫瘍術後」ではないか。	対応25	指摘通りに訂正した (p.45)。
指摘26	「PSL」とあるが「prednisolone」の略でよいか。	対応26	指摘通りに「prednisolone」とした (p.46, 74)。
指摘27	Herdmanらの報告内容において，年齢の影響に関する結果が記載されていない。	対応27	指摘通りに追記した (p.49)。
指摘28	「視線を安定化させる頭部運動訓練」は「adaptation exercises and eye-head exercises to targets」と記されているので「ターゲットを注視した頭部眼球運動を行う適応エクササイズまたはターゲットを注視した頭部眼球運動」でどうか。	対応28	検討した結果，「視線を安定化させる頭部運動訓練」を用いることにした (p.50)。
指摘29	CQ5「背景・目的」の「SSRI/SNRI」は，「薬物治療(SSRI/SNRI)」にするとメディカルスタッフにもわかりやすい。	対応29	指摘通りに訂正した (p.53)。
指摘30	CQ5「アクセプタンス・コミットメント・セラピー」は「アクセプタンス＆コミットメント・セラピー」の記載の方がいいのではないか？	対応30	指摘通りに訂正した (p.55)。
指摘31	表4-1，4-2で使用されている略語の説明を表の下に記載する必要はないか。	対応31	「略語一覧表」を追記した (p.86)。
指摘32	CQ10「前庭リハビリテーションは動的重心計(dynamic posturography)とgaze-stabilization exerciseを用いた」とあるが，視覚的なフィードバック付きstabilometric platform exerciseあるいは視覚的なフィードバック付きバランストレーニングなのか？	対応32	「前庭リハビリテーションは重心動揺のプラットフォーム上で，視線を安定化させる頭部運動訓練や視運動性眼振刺激，視覚フィードバックを用いた」と訂正した (p.74)。
指摘33	「オーグメンテッドリアリティ」の日本語は「拡張現実」ですか。	対応33	指摘通りに日本語を追記した (p.78)。

11.3 パブリックコメント

　日本めまい平衡医学会のホームページ上に本診療ガイドラインの最終版を2023年6月21日から7月6日まで掲示して，患者や一般市民からのパブリックコメントを募り，パブリックコメントの指摘に対して本ガイドラインの最終版を修正した。

11.4 パブリックコメントとガイドライン作成委員会の対応

指摘1	「前庭リハビリテーションのClinical Question (CQ)」の記述順に従って，「背景・目的，解説・エビデンス，文献の採用方法，参考文献を提示した。」とするほうがよい。	対応1	指摘通り訂正した (p.4)。
指摘2	「前庭リハビリテーションの訓練方法」で記載されている頭部運動訓練，バランス訓練，歩行訓練は，すべて行う方がよいのか？	対応2	「段階的前庭リハビリテーションの実施方法」の項目を追加し，実際のリハビリテーションの実施方法を例示した (p.31)。
指摘3	図2-8左の視運動性眼振を誘発する視覚刺激が水平刺激だけになっているが，水平刺激のみならず垂直刺激による視運動性眼振誘発も加えた方がよいと思う。何故なら人は通常左右より前方に歩行することが多いため仮性運動感覚としては垂直視運動刺激の方がめまい訓練として有効と考えるため。	対応3	図2-8左は一例であり刺激方向を水平方向に限定しているわけではない。以下を追記した (p.30)。 軽くめまいを感じる程度の水平あるいは垂直，前後方向の動画/視覚刺激アプリを選択する。
指摘4	「SMD」の略語の正式名称を記載するか，あるいは，略語一覧表に追記した方が分かりやすい。	対応4	指摘通り「略語一覧表」に追記した (p.87)。

⑫ 更新の計画

　本ガイドラインは，5年後をめどに改訂を行う予定である。本ガイドラインの公開後に，改訂のための作成委員会の組織化に向けて調整を開始する。改訂のための作成委員会では，新しく発表されるエビデンスを系統的に把握してレビューを行い，ガイドラインの改訂に供する資料を作成する予定である。

⑬ 推奨および理由説明

　本ガイドラインの推奨と推奨の強さは，経験のある医療者の判断に代わるものではなく，あくまで医療者と患者で共有すべき意思決定プロセスを支援するものである。

⑭ 患者の希望

　本ガイドラインの作成にあたり，患者の希望を積極的には考慮していない。しかし，本ガイドラインの推奨は，医療者の経験と専門性，患者の希望や価値観と合わせて意思決定プロセスを支援するものである。

⑮ 実施における検討事項

本ガイドラインでは，原則として薬物名を商品名ではなく一般名で記載した。

⑯ 前庭リハビリテーションの定義と目的

一側の末梢前庭が障害されると，めまいや平衡障害が出現するが，前庭代償により次第に回復する。しかし，前庭代償が遅延してめまい・平衡障害が持続する例も少なくない。前庭代償が遅延し，頭部や身体の動きによりめまい・平衡障害が誘発される慢性期の一側末梢前庭障害患者に対して，日常生活動作（Activities of Daily Living：ADL）を改善する目的で，平衡訓練/前庭リハビリテーション（vestibular rehabilitation）が行われる。

平衡訓練/前庭リハビリテーションは，1940年代にCawthorneとCookseyらにより考案された[1-3]。その後，頭部と眼の運動，立位や歩行における頭部と身体の運動などを組み合わせた平衡訓練/前庭リハビリテーションが提唱された[4,5]。

平衡訓練/前庭リハビリテーションは，一側の末梢前庭機能低下により生じためまい・平衡障害によるADLの低下を改善し，転倒リスクを軽減して円滑な社会活動を営めるようにする目的で，めまい症状の軽減，運動時の視線の安定化，姿勢の維持，歩行などの身体運動の円滑な遂行ができるようにデザインされた運動を反復する訓練である[6]。

[参考文献]

1) Cawthorne T：The physical basis for head exercises. J Char Soc Physiother 3：106-107, 1944.
2) Cawthorne T：Vestibular injuries. Proc Roy Soc Med 39：270-273, 1946.
3) Cooksey FS：Rehabilitation in vestibular injuries. Proc Rot Soc Med 39：273-278, 1946.
4) Dix MR：The rationale and technique of head exercises in the treatment of vertigo. Acta Otorhinolaryngol Belg 33：370-384, 1979.
5) 山中敏彰：めまいリハビリテーションの段階的治療戦略―代償不全の前庭障害―. Equilibrium Res 75：219-227, 2016.
6) 武田憲昭：前庭代償と平衡訓練―基礎から臨床への展開―. 第121回日本耳鼻咽喉科学会総会・学術講演会（2020年）宿題報告. 徳島大学医学部耳鼻咽喉科学教室，徳島，pp.93-101, 2020.

⑰ 前庭リハビリテーションの対象

本ガイドラインが対象とする主たる患者は，発症から3カ月を超えた慢性期の一側末梢前庭障害患者である[1]。一側末梢前庭障害の原因疾患として，前庭神経炎，ハント症候群，聴神経腫瘍術後，間歇期のメニエール病などの末梢前庭性めまい疾患がある。原因不明の一側末梢前庭障害患者も対象である。急性期・亜急性期の末梢前庭障害患者，末梢前庭障害以外

のめまい・平衡障害患者（前庭性片頭痛，持続性知覚性姿勢誘発めまい），慢性期の両側末梢前庭障害患者，加齢性前庭障害患者も前庭ハビリテーションの対象である。前庭機能が変動しているメニエール病の発作期，外リンパ瘻などの患者は対象としない[2]。

　末梢前庭障害の診断には，温度刺激検査，ヘッドインパルス検査（head impulse test：HIT），前庭誘発筋電位検査（vestibular evoked myogenic potential：VEMP）などの平衡機能検査を行い，判定基準に基づいて診断する[3]。両側末梢前庭障害は診断基準に基づき診断する[4]。

　認知障害，視力障害，頸部疾患，高血圧，心疾患，不整脈などの合併症，転倒や四肢・脊椎椎体骨折の既往，人工関節置換術後，重度の骨粗鬆症などの既往歴のある患者に前庭リハビリテーションを実施する際には，頸部の痛みや転倒などに注意を要する[1]。

[参考文献]
1) 平衡訓練の基準の改訂ワーキンググループ，担当理事：北原糺，肥塚泉，堀井新，委員長：伏木宏彰，委員：山中敏彰，五島史行，佐藤豪：平衡訓練/前庭リハビリテーションの基準―2021年改訂―. Equilibrium Res 80：591-599, 2021.
2) Shepard NT, Telian SA, Smith-Wheelock M, Raj A：Vestibular and balance rehabilitation therapy. Ann Otol Rhinol Laryngol 102：198-205, 1993.
3) 武田憲昭，飯田政弘，船曳和雄，肥塚泉，野村泰之，角田篤信，將積日出夫，瀧正勝，新藤晋，小川恭生：迷路刺激検査. 日本めまい平衡医学会編，めまいの検査 改訂第3版. pp.48-75, 診断と治療社，東京, 2018.
4) 診断基準化委員会，担当理事：池園哲郎，伊藤彰紀，武田憲昭，委員長：武田憲昭，副委員長：中村正，委員：浅井正嗣，池田卓生，今井貴夫，重野浩一郎，高橋幸治，武井泰彦，山本昌彦，渡辺行雄：めまいの診断基準化のための資料. 診断基準 2017年改定. Equilibrium Res 76：233-241, 2017.

⑱ 前庭リハビリテーションのメカニズム

平衡訓練/前庭リハビリテーションには，以下のメカニズムが関与している[1,2]。

①動的前庭代償dynamic vestibular compensation*の促進
②適応（前庭動眼反射と前庭脊髄反射の適応）vestibular adaptationの誘導
③感覚代行sensory substitution**と感覚情報の重み付けの変化（感覚再重み付け）sensory reweightingの誘導
④慣れhabituationの誘導

* 急性期の静的前庭代償は，メカニズムに含めない。
** Catch up saccadeなどの行動代行behavior substitutionはメカニズムに含めない。

18.1 動的前庭代償を促進する平衡訓練

■ 運動

①頭部の動きを伴う歩行や加速減速を伴う歩行を行う。

②起立して歩行，方向転換や円周歩行*を行う。

■ メカニズム

歩行により動的前庭代償が促進される[3]。歩行に半規管刺激（頭部の動き）や耳石器刺激（加速減速を伴う歩行）を負荷すると，前庭代償が促進される。動的前庭代償は健側の前庭情報により進行するためである。

■ 効果

歩行の安定。

*　円周歩行では，中心からの半径の違いにより内側の外側半規管と外側の外側半規管に異なる力が加わり，直線歩行と比較して刺激強度が強くなる。

18.2 前庭脊髄反射（半規管脊髄反射）の適応を誘導する平衡訓練

■ 運動

頭部をpitch*（上下垂直回転，図1-1）またはroll*（左右傾斜回転，図1-1）方向に動かしながらの歩行を行う。

■ メカニズム

姿勢制御は半規管脊髄反射のうち，主に前半規管脊髄反射と後半規管脊髄反射で行われ，外側半規管脊髄反射の関与は乏しい**。頭部をpitch（上下垂直回転）またはroll（左右傾斜回転）方向に動かしながら前および後半規管を刺激する歩行により，前庭脊髄反射の適応を誘導する。

■ 効果

歩行の安定。

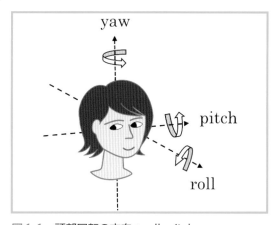

図1-1　頭部回転の方向：roll, pitch, yaw

＊ pitch＝上下垂直回転（y軸中心の回転運動）

roll＝左右傾斜回転（x軸中心の回転運動）

＊＊ 外側半規管の出力は胸髄レベルまでのため，外側半規管脊髄反射は主に頸部の前庭脊髄反射に関与している[4]。

18.3 前庭動眼反射（半規管動眼反射）の適応を誘導する平衡訓練

▣ 運動

①頭部をyaw＊（左右水平回転，図1-1）またはpitch（上下垂直回転）方向に回転させて固定視標（earth-fixed）を固視し，次に頭部と反対方向にyaw（左右水平回転）またはpitch（上下垂直回転）方向に動く視標を固視する。ゆっくりとした頭部回転から開始し，次第に周波数を増加させて1Hz（1秒間に1回）以上の高周波数で頭部を回転させる[5]。

②固定視標（earth-fixed）を固視しながら歩行を行う。

▣ メカニズム

①網膜上の視標像のズレ（retinal slip）が大きいほど前庭動眼反射の適応が誘導されやすいため，頭部と反対方向に動く視標を固視すると適応が誘導されやすい[6]。適応の誘導には周波数特異性があるため，頭部回転の周波数を変化させる必要がある[7]。

②歩行時には頭部も動くため，固定視標を固視しながら歩行を行うと，前庭動眼反射の適応が誘導される＊＊。周辺視野が視運動性眼振を誘発する刺激となり，効果的に前庭動眼反射の適応が誘導される[8]。

▣ 効果

頭部運動に伴う視線の安定化の改善。

＊ yaw＝左右水平回転（z軸中心の回転運動）

＊＊ 歩行時のpitch（上下垂直回転）方向の頭部回転は，最大約5Hz（1秒間に5回）になる[9]。

18.4 前庭脊髄反射（耳石器脊髄反射）の適応を誘導する平衡訓練

▣ 運動

「垂直（鉛直）軸を意識しながら」立位で頭部と体幹を前後または左右に傾け，身体を安定させるようにする。開眼→閉眼と次第に負荷を加える。

▣ メカニズム

前庭脊髄反射は最も重要な立ち直り反射であり，低周波数の姿勢制御は主に耳石器脊髄反射で行われる。前庭脊髄反射は静止した状態では起こらないため，頭部を体幹とともに前後左右にゆっくりと傾けることで低周波数の前庭脊髄反射の適応を誘導する。空間での垂直（鉛直）軸を意識しながら傾け，立ち直りを促進する。また，視覚情報を遮断した条件で頭部を体幹とともに前後左右に傾けると，前庭脊髄反射が強化され，その適応が効率的に誘導される。

◪ **効果**

姿勢の安定。

18.5 感覚代行を誘導する平衡訓練

◪ **運動**

「足底で床からの感覚を意識しながら」立位で身体を安定させるようにする。閉脚→継足→単脚直立，開眼→閉眼，床→クッションの上で直立と，次第に負荷を加える。

◪ **メカニズム**

低下した前庭情報を体性感覚情報*で代行することにより，感覚情報の重み付けの変化を誘導する。一側末梢前庭障害患者の姿勢制御は急性期には体性感覚依存であるが，慢性期になると視覚依存になることが報告されている[10,11]。姿勢制御が視覚依存になると，動きのある視覚刺激などによりめまいを訴え，姿勢が不安定になる[12]。足底の感覚に意識を集中させることにより中枢神経系でのsensory reweightingを誘導し，姿勢制御を視覚依存から体性感覚依存に変化させる[13]。

◪ **効果**

姿勢の安定。

* 脊髄小脳（虫部，中間部）の最も重要な入力は脊髄からの体性感覚入力である。虫部からの出力は，室頂核を経て両側性に脳幹網様体と外側前庭神経核に投射し，体幹および四肢近位部の抗重力筋に強い影響を及ぼしている[14,15]。

18.6 慣れを誘導する平衡訓練

◪ **運動**

めまいを誘発する頭部や身体の動きを繰り返す。動きのある視覚刺激によりめまいを感じる場合，めまいを引き起こす視覚刺激を繰り返し受ける。

◪ **メカニズム**

慣れを誘導してめまい症状を軽減する。末梢前庭の反応性低下（response decline）と，中枢前庭系の脱感作（desensitization），統合（integration），再構築（reconstruction）が関与していると考えられている[16-20]。

◪ **効果**

めまいに伴うQOLの低下を改善。

[参考文献]

1) Han BI, Song HS, Kim JS：Vestibular rehabilitation therapy：review of indications, mechanisms, and key exercises. J Clin Neurol 7：184–196, 2011.

2) Whitney SL, Alghwiri AA, Alghadir A：An overview of vestibular rehabilitation. In Volume eds Furman JM, Lempert T. Handb Clin Neurol 137. pp 187–205, Elsevier, Amsterdam, 2016.

3）Igarashi M, Levy JK, O-Uchi T, Reschke MF：Further study of physical exercise and locomotor balance compensation after unilateral labyrinthectomy in squirrel monkeys. Acta Otolaryngol 92：101-105, 1981.

4）Sugita A, Bai R, Imagawa M, Sato H, Sasaki M, Kitajima N, Koizuka I, Uchino Y：Properties of horizontal semicircular canal nerve-activated vestibulospinal neurons in cats. Exp Brain Res 156：478-486, 2004.

5）Schubert MC, Della Santina CC, Shelhamer M：Incremental angular vestibulo-ocular reflex adaptation to active head rotation. Exp Brain Res 191：435-446, 2008.

6）Schubert MC, Zee DS：Saccade and vestibular ocular motor adaptation. Restor Neurol Neurosci 28：9-18, 2010.

7）Lisberger SG, Miles FA, Optican LM：Frequency-selective adaptation：evidence for channels in the vestibulo-ocular reflex? J Neurosci 3：1234-1244, 1983.

8）Pfaltz CR：Vestibular compensation. Physiological and clinical aspects. Acta Otolaryngol 95：402-406, 1983.

9）King OS, Seidman SH, Leigh RJ：Control of head stability and gaze during locomotion in normal subjects and patients with deficient vestibular function. In eds Berthoz A, Graf W, Vidal PP. Second Symposium on Head-Neck Sensory-Motor System. pp 568-570, Oxford University Press, New York, 1990.

10）Lacour M, Barthelemy J, Borel L, Magnan J, Xerri C, Chays A, Ouaknine M：Sensory strategies in human postural control before and after unilateral vestibular neurotomy. Exp Brain Res 115：300-310, 1997.

11）Herdman SJ：Role of vestibular adaptation in vestibular rehabilitation. Otolaryngol Head Neck Surg 119：49-54, 1998.

12）Guerraz M, Yardley L, Bertholon P, Pollak L, Rudge P, Gresty MA, Bronstein AM：Visual vertigo：symptom assessment, spatial orientation and postural control. Brain 124：1646-1656, 2001.

13）van Dieën JH, van Leeuwen M, Faber GS：Learning to balance on one leg：motor strategy and sensory weighting. J Neurophysiol 114：2967-2982, 2015.

14）寛慎治, 石川享宏, 本多武尊, 三苫博：小脳の機能：平衡, 協調運動機能. 小脳は何をしているか：構造と機能の最先端. 医学のあゆみ 255：947-954, 2015.

15）肥塚泉：めまいリハビリテーションのエビデンスと神経機構. Equilibrium Res 77：288-297, 2018.

16）McCabe BF：Labyrinthine exercises in the treatment of diseases characterized by vertigo：their physiologic basis and methodology. Laryngoscope 80：1429-1433, 1970.

17）Norré ME：The unilateral vestibular hypofunction. Acta Otorhinolaryngol Belg 33：333-369, 1979.

18）Shepard NT, Telian SA, Smith-Wheelock M：Habituation and balance retraining therapy. A retrospective review. Neurol Clin 8：459-475, 1990.

19）Telian SA, Shepard NT, Smith-Wheelock M, Kemink JL：Habituation therapy for chronic vestibular dysfunction：Preliminary results. Otolaryngol Head Neck Surg 103：89-95, 1990.

20）Sulway S, Whitney SL：Advances in vestibular rehabilitation. In eds Lea J, Pothier D. Vestibular Disorders. pp164-169, Karger, Basel, 2019.

前庭リハビリテーションの
訓練方法

座位　頭部運動訓練

Ａ頭部をyaw（左右水平回転）またはpitch（上下垂直回転）方向に回転させて固定視標を固視する[1]（前庭動眼反射の適応）（図2-1）。

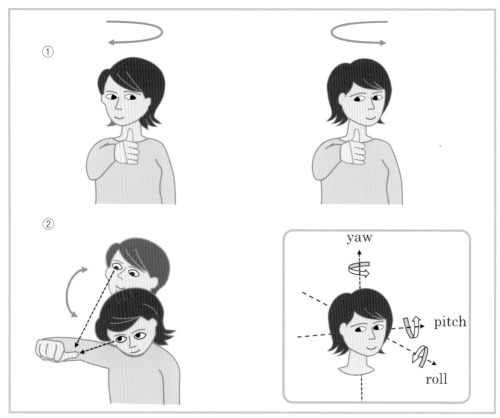

図2-1　座位　頭部運動訓練レベル1
①真正面に腕を伸ばし目の高さに位置した視標（親指またはカード）をしっかり見ながら頭部を左右水平回転させる。
②真正面に腕を伸ばし目の高さに位置した視標（親指またはカード）をしっかり見ながら頭部を上下垂直回転させる。
　上下垂直回転時は横親指でもよい。
ゆっくりとした頭部回転から開始し，次第に周波数を増加させて1Hz以上の高周波数で頭部を回転させることを目標とする。
・頭を振る角度は30度くらい，30秒から1分間を目標とする。
・視標がしっかり見えなかったり視標がブレてしまったりするときは，頭の回転速度を遅くしたり頭部運動範囲を狭くしたりする。
・訓練後めまい感が1分程度で軽快するくらいが適切な刺激強度である。15分以上めまいが長引くときは回転速度を遅くしたり時間を短くしたりする。

訓練動画QRコード

【頭部運動訓練 yaw VOR×1】
図2-1-①

【頭部運動訓練 pitch VOR×1】
図2-1-②

※本書の訓練動画は「目白大学耳科学研究所クリニックの公式チャンネル」より許可を得て掲載しています。
　動画はYouTubeまたは配信者の都合により閲覧できなくなる可能性もあります。ご留意ください。

B頭部と反対方向に yaw（左右水平回転）または pitch（上下垂直回転）方向に動く視標を
　固視する[1]（前庭動眼反射の適応）（図2-2）。

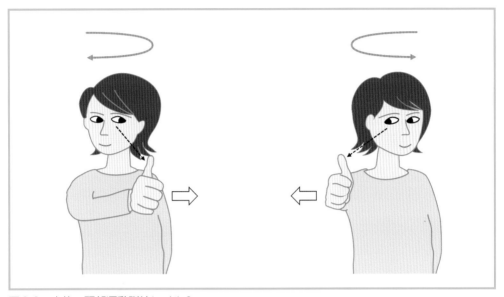

図2-2　座位　頭部運動訓練レベル2
頭部を左右水平回転させながら，同じ速度で反対方向に視標（親指またはカード）を左右に動かしつつ視標をしっかり
見る。
頭部を上下垂直回転させながら，同じ速度で反対方向に視標（親指またはカード）を上下に動かしつつ視標をしっかり
見る。
・頭を振る角度は30度くらい，30秒間を目標とする。
・視標がしっかり見えなかったり視標がブレてしまったりするときは，頭の回転速度を遅くしたり頭部運動範囲を狭く
　したりする。
・訓練後めまい感が1分程度で軽快するくらいが適切な刺激強度である。15分以上めまいが長引くときは回転速度を
　遅くしたり時間を短くしたりする。

訓練動画QRコード

| 【頭部運動訓練 yaw VOR×2】 | | 【頭部運動訓練 pitch VOR×2】 | |
| 図2-2 | | 図2-2 | |

Aの訓練（レベル1）を行った後に，**B**の訓練（レベル2）を行う。

立位　バランス訓練

C「垂直（鉛直）軸を意識しながら」立位で頭部と体幹を前後または左右に傾け，次に視覚情報を遮断して立位で頭部と体幹を前後または左右に傾け，立ち直りを促進する[1]（耳石器脊髄反射の適応）（図2-3-①）。開眼で訓練（レベル1）を行った後に，閉眼で訓練（レベル2）を行う。

D「足底で床からの感覚を意識しながら」立位で身体を安定させるようにする[1]（感覚代行）（図2-3-②）。裸足で行うと効果が高い。

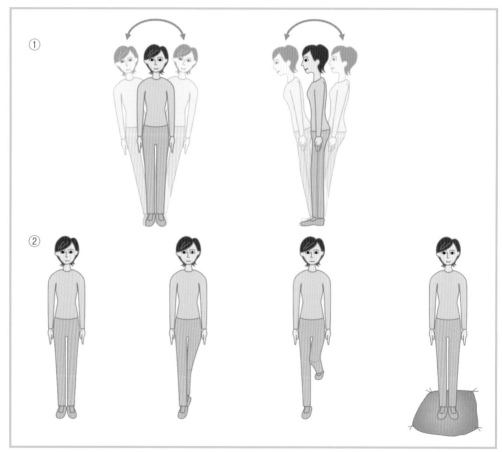

図2-3　立位　バランス訓練レベル1〜3
①耳石器脊髄反射の適応。垂直（鉛直）軸を意識しながら立位閉脚で頭部と体幹を前後または左右に傾けて正中（元の位置）に戻る。膝や腰を曲げてはいけない。
　・5往復を目標とする。
　・閉脚が難しい場合は，肩幅くらい足を開いて立位で行う。
②感覚代行。足底で床からの感覚を意識しながら立位で身体を安定させるようにする。

訓練動画QRコード

【バランス訓練（前後・左右）開眼】

図2-3-①

【バランス訓練（前後・左右）閉眼】

図2-3-①

【バランス訓練（閉脚→継足→単脚）開眼】

図2-3-②

【バランス訓練（閉脚→継足→単脚）閉眼】

図2-3-②

【バランス訓練（閉脚→継足）開眼・クッションの上】

図2-3-②

Dの訓練は下記の順に訓練を行う。

レベル1：開眼　床の上で閉脚→継足→単脚直立

レベル2：閉眼　床の上で閉脚→継足→単脚直立

レベル3：開眼　クッションの上で閉脚→継足

C,**D**の訓練は同時に行う。転倒に十分注意しながら行う。

③ 歩行訓練

E 直線歩行[1]（準備運動）。

F 頭部回転を伴う歩行[1]（動的前庭代償の促進・前庭脊髄反射の適応）（図2-4-①）。

G 加速減速を伴う歩行[1]（動的前庭代償の促進）（図2-4-②）。

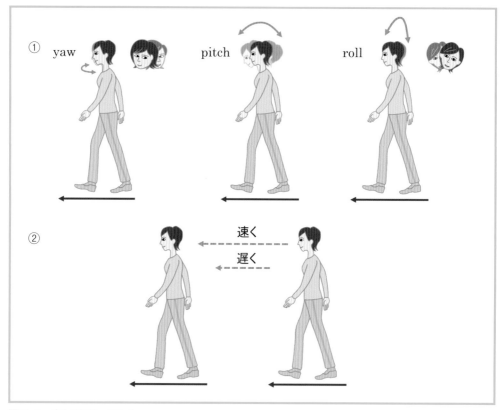

図2-4 歩行訓練レベル1

①頭部回転を伴う歩行。左：yaw（左右水平回転），中央：pitch（上下垂直回転），右：roll（左右傾斜回転）。
②加速減速を伴う歩行。普通→速く→遅く→速く→遅く。
　・10m程度を目標とする。

訓練動画QRコード

【歩行訓練 yaw・pitch・roll】

図2-4-①

【歩行訓練 加速・減速歩行】

図2-4-②

Ｈ起立して歩行，方向転換や円周歩行[1]（動的前庭代償の促進）（図2-5）。

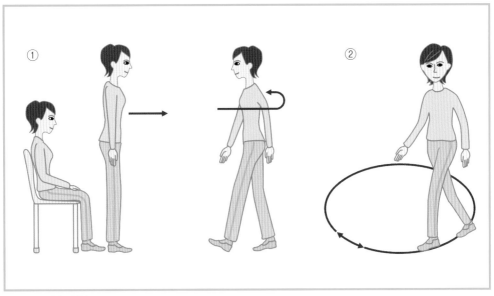

図2-5　歩行訓練レベル2
①椅子に座る→起立して歩行し方向転換→再び椅子に座る。3mを目標とする。
②円周歩行：直径1mの円を開眼で右回転，左回転，各々5周を目標とする。

訓練動画QRコード

【歩行訓練 TUG】

図2-5-①

【歩行訓練 円周歩行】

図2-5-②

Ⅰ 固定視標（earth-fixed）を固視しながらの歩行[1]（前庭動眼反射の適応）（図2-6）。

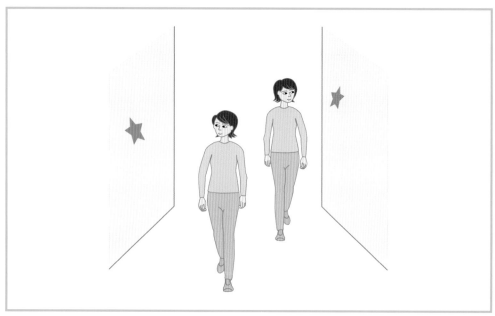

図2-6　歩行訓練レベル3
左右の壁に3ステップ間隔で貼った視標を順に頭部を左右水平回転させて固視しながら歩行する。
・2往復から5往復を目標とする。
・美術館で左右の絵画を順に見ながら歩行するイメージである。

訓練動画QRコード

【歩行訓練 視標を見ながらの歩行】

図2-6

Ｊ 頭部をyaw（左右水平回転）またはpitch（上下垂直回転）方向に回転させて固定視標（earth-fixed）を固視しながらの歩行[1]（前庭動眼反射の適応）。

　Ｅ,Ｆ,Ｇの訓練（レベル1）を行った後に，**Ｈ**の訓練（レベル2）を行い，次に**Ⅰ,Ｊ**の訓練（レベル3）を行う。**Ⅰ**の訓練を行った後，**Ｊ**の訓練が困難な場合は，頭部をyaw（左右水平回転）またはpitch（上下垂直回転）方向に回転させて固定視標（earth-fixed）を固視しながらその場で足踏みすることで代用する[1]。転倒に十分注意しながら行う。

④ 慣れを誘導する訓練

Ⓚ めまいが生じる動作や姿勢（慣れ）（図2-7）。

　動作でめまいが生じる場合の慣れを誘導する訓練は，めまいを誘発する頭部や身体の動きを選択して繰り返す[1]。

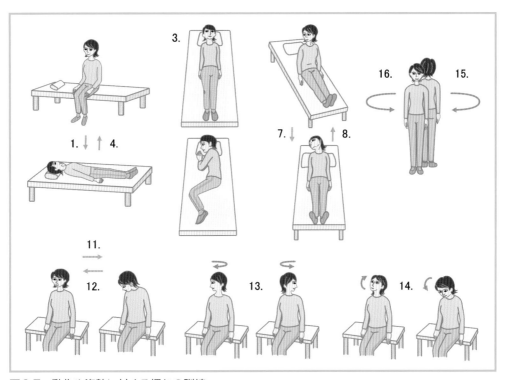

図2-7　動作や姿勢に対する慣れの訓練

・以下からめまいを感じる動作を選択して訓練を行う[2,3]。

　1. 座位*→仰臥位，2. 仰臥位→左側臥位，3. 仰臥位→右側臥位，4. 仰臥位→座位*，5. 座位→左Dix-Hallpike position，6. 左Dix-Hallpike position→座位，7. 座位→右Dix-Hallpike position，8. 右Dix-Hallpike position→座位，9. 座位で頭部を左膝方向に傾ける**，10. 左膝方向に傾けた頭部を元の位置に戻す，11. 座位で頭部を右膝方向に傾ける**，12. 右膝方向に傾けた頭部を元の位置に戻す，13. 座位の状態で頭部を水平方向に5回振る，14. 座位の状態で頭部を垂直方向に5回振る，15. 立った状態で右方向に180度身体を回す，16. 立った状態で左方向に180度身体を回す。

・選択した動作を行い，めまいが誘発されたら，運動前の強さまでめまいが治まるまで待つ。めまいが治まった後，さらに30秒間その姿勢のまま待つ。1つの運動につき3〜5回繰り返す。訓練後1分程度で訓練前の強さまでめまいが治まるのが適切な刺激強度である。

* 座位：足を延ばした状態（長座位）で座ってもよい。
**膝方向に傾ける：お辞儀するように深く曲げてもよい。

訓練動画QRコード

【動作や姿勢に対する慣れ】

図2-7

L めまいが生じる視覚刺激（慣れ）（図2-8）。

　視運動性眼振刺激でめまいが生じる場合の慣れを誘導する訓練は，視運動性眼振刺激の動画を繰り返し見る[1]。

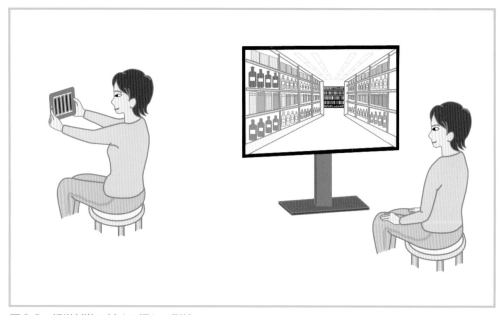

図2-8　視覚刺激に対する慣れの訓練
軽くめまいを感じる程度の水平あるいは垂直，前後方向の動画／視覚刺激アプリを選択する。1回あたり30秒間を目安に，その動画を視聴する。めまい症状が元に戻るまで十分休んでから次の視聴を行う。徐々に動画の視聴可能時間を延ばす。訓練後1分程度で訓練前の強さまでめまいが治まるのが適切な刺激強度である。

訓練動画QRコード

【視覚刺激に対する慣れ】

図2-8

⑤ 段階的前庭リハビリテーションの実施方法

　めまい症状や視線の不安定さ，バランスや歩行障害に応じて，座位　頭部運動訓練，立位バランス訓練，歩行訓練を組み合わせて段階的にレベルを上げていく[1]。

1）座位　頭部運動訓練

　レベル1　**A**（図2-1）
　レベル2　**B**（図2-2）

2）立位　バランス訓練

　レベル1　**C** 開眼（図2-3-①）
　　　　　　　D 開眼　床の上で閉脚→継足→単脚直立（図2-3-②）
　レベル2　**C** 閉眼（図2-3-①）
　　　　　　　D 閉眼　床の上で閉脚→継足→単脚直立（図2-3-②）
　レベル3　**D** 開眼　クッションの上で閉脚→継足（図2-3-②）

3）歩行訓練

　レベル1　**E**, **F**, **G**（図2-4）
　レベル2　**H**（図2-5）
　レベル3　**I**（図2-6），**J**

4）慣れを誘導する訓練

　　動作でめまいが生じる場合は，上記と組み合わせて**K**（図2-7）を行う。
　　視運動性眼振刺激でめまいが生じる場合は，上記と組み合わせて**L**（図2-8）を行う。

［参考文献］

1）平衡訓練の基準の改訂ワーキンググループ，担当理事：北原糺, 肥塚泉, 堀井新, 委員長：伏木宏彰, 委員：山中敏彰, 五島史行, 佐藤豪：平衡訓練/前庭リハビリテーションの基準―2021年改訂―. Equilibrium Res 80：591-599, 2021.

2）Shepard NT, Telian SA, Smith-Wheelock M：Habituation and balance retraining therapy. A retrospective review. Neurol Clin 8：459-475, 1990.

3）Sugita-Kitajima A, Sato S, Mikami K, Mukaide M, Koizuka I：Does vertigo disappear only by rolling over? Rehabilitation for benign paroxysmal positional vertigo. Acta Otolaryngol 130：84-88, 2010.

第3章

前庭リハビリテーションの評価

① 自覚症状の評価

自覚症状/日常生活支障度/QOL[1-4]

- Visual Analog Scale（VAS）
- Dizziness Handicap Inventory（DHI）
- Activities-Specific Balance Confidence Scale（ABC scale）
- 36-Item Short-Form Health Survey（SF-36）

② 他覚所見の評価

2.1 眼球運動検査[5-7]

- ビデオヘッドインパルス検査（vHIT）
- 回転検査
- Dynamic Visual Acuity（動体視力）

Dynamic Visual Acuity（動体視力）

　座位で被検者が頭部を動かさない条件と，検者による受動的な頭部左右水平回転中（2Hz）の条件で，視力表で視力を計測し比較する。視力表で視力が3段以上の乖離がみられた場合に前庭動眼反射の機能低下と判断する[7]。

2.2 バランス・歩行検査[3,8,9]

- 直立・偏倚検査
- 重心動揺検査
- 歩行速度
- Timed Up and Go test（TUG）
- Dynamic Gait Index（DGI）
- Functional Gait Assessment（FGA）

Timed Up and Go Test（TUG）

　座位の状態から立ち上がり，3m先の目標物を回り，座位に戻るまでの時間をストップウォッチで計測する。広いスペースを必要とせず簡便に行える。移動能力や動的バランス能力を評価する[3]。

Dynamic Gait Index（DGI）

　通常歩行，歩行中に上下/左右への頭部運動，速度・方向の変化，コーンを避ける歩行，障害物の回避，階段歩行などを要求する8つの課題から構成される。6mの歩行路を必要とする[3]。

Functional Gait Assessment（FGA）

　DGIをベースに開発された。DGIにタンデム歩行，閉眼歩行，後ろ向き歩行の3項目を追加し，コーンを避ける歩行を除外した10項目の課題から構成される。6mの歩行路を必要とする[3]。

③ その他の評価

- Hospital Anxiety and Depression Scale（HADS）[10]
- 新潟PPPD問診票（Niigata PPPD Questionnaire: NPQ）[11,12]
- Motion Sensitivity Quotient（MSQ）[13,14]

［参考文献］

1) 増田圭奈子, 五島史行, 藤井正人, 國弘幸伸：めまいの問診票（和訳 Dizziness Handicap Inventory）の有用性の検討. Equilibrium Res 63：555-563, 2004.
2) 中山明峰：めまいと心理検査. 日本めまい平衡医学会編. めまいの検査 改訂第3版. pp.138-139, 診断と治療社, 東京, 2018.
3) 荻原啓文, 加茂智彦, 田中亮造, 加藤巧, 遠藤まゆみ, 角田玲子, 伏木宏彰：慢性期めまい平衡障害患者における転倒リスクの評価―複数の評価ツールによる検討―. Equilibrium Res 79：218-229, 2020.
4) 高橋直一, 新井基洋：めまい患者のQOLについての検討―SF-36v2を用いて―. Equilibrium Res 68：68-73, 2009.
5) 瀧正勝, 新藤普：HIT, vHIT. 日本めまい平衡医学会編. めまいの検査 改訂第3版. pp.66-73, 診断と治療社, 東京, 2018.
6) 船曳和雄：回転刺激検査. 日本めまい平衡医学会編. めまいの検査 改訂第3版. pp.56-57, 診断と治療社, 東京, 2018.
7) 加茂智彦：前庭リハビリテーションに必要な検査・測定（DVA）. 前庭障害に対するリハビリテーション―EBMに即した実践アプローチ―. 伏木宏彰, 加茂智彦 編. pp.90-92, メジカルビュー, 東京, 2019.
8) 吉田友英, 山本昌彦, 伊藤八次：直立・偏倚検査/歩行速度. 日本めまい平衡医学会編. めまいの検査 改訂第3版. pp.6-11, 診断と治療社, 東京, 2018.
9) 岩﨑真一：重心動揺検査. 日本めまい平衡医学会編. めまいの検査 改訂第3版. pp.22-23, 診断と治療社, 東京, 2018.
10) 角田ゆう子, 福間英祐, 和田守憲二, 比嘉国基, 佐貫潤一, 坂本尚美, 鈴木研也, 角田明良, 草野満夫：乳癌術後外来患者のHADS scoreによる精神的QOLの検討. 日臨外会誌 66：1-6, 2005.
11) Yagi C, Morita Y, Kitazawa M, Nonomura Y, Yamagishi T, Ohshima S, Izumi S, Takahashi K, Horii A：A validated questionnaire to assess the severity of persistent postural-perceptual dizziness（PPPD）：The Niigata PPPD Questionnaire（NPQ）. Otol Neurotol 40：e747-e752, 2019.
12) 堀井新：論説　PPPDの診断と治療について. 耳鼻臨床 113：205-213, 2020.
13) Shepard NT, Telian SA, Smith-Wheelock M, Raj A：Vestibular and balance rehabilitation therapy. Ann Otol Rhinol Laryngol 102：198-205, 1993.

14) Shepard NT, Telian SA, Smith-Wheelock M：Habituation and balance retraining therapy. A retrospective review. Neurol Clin 8：459-475, 1990.

クリニカルクエスチョン
Clinical Question（CQ）

CQ 1 慢性期の一側末梢前庭障害に前庭リハビリテーションは有用か？

●推奨

前庭リハビリテーションは，一側末梢前庭障害による慢性期のめまい症状，バランスや歩行障害の改善に効果が得られる根拠のレベルが高く，行うことを非常に強く推奨する。

【推奨の強さ：1，合意率：100%，エビデンスレベル：A】

●背景・目的

ふらつき・回転性めまいの生涯有病率はそれぞれ17〜30％，3〜10％と推定される[1]。めまいや平衡機能の低下により転倒のリスクは増加し，日常生活における様々な行動は制限され，生活の質は著しく低下する[2,3]。これを改善させる有効な手段として前庭リハビリテーションがある。

前庭リハビリテーションは，1940年代にCawthorneとCookseyらにより考案された[4,5]。その後，本邦において1990年に平衡訓練の基準が示され，2021年に改訂版が公表された[6,7]。前庭リハビリテーションは，「前庭代償の促進」，「適応の誘導」，「感覚代行の誘導」，「慣れの誘導」の4つのメカニズムによって，前庭障害における中枢神経系の代償を促進させる運動を主体とした介入である[7,8]。慢性期の一側末梢前庭障害に対する治療に関して，投薬による改善は限定的である[9]。そのため，慢性期の一側末梢前庭障害に対する前庭リハビリテーションは主要な治療法として期待は高い[10]。

本CQでは，慢性期の一側末梢前庭障害に対する前庭リハビリテーションの有用性を検討する。

●解説・エビデンス

一側末梢前庭障害に対する前庭リハビリテーションの効果に関するRCTのシステマティックレビューが行われている。Cochrane Libraryで採用された39編の研究のうち29編の研究についてのメタアナリシスにおいて，前庭リハビリテーションは対照群または非介入群と比較して，めまい症状において統計学的に有意に高い有効性を示した（OR=2.67, 95%CI=1.85〜3.86；565名）[11]。DHIにおいても，統計学的に有意に高い有効性を示した（SMD=−0.83, 95%CI=−1.02〜−0.64；535名）。有害事象の報告はなかった。Giray, et al., 2009のRCTでは，介入群12例で週2回の病院での訓練とホームエクササイズを毎日，4週間実施した[12]。1日の訓練回数は2回，1日の訓練時間は30〜40分であった。介入群では，VAS, DHI, Berg Balance Scale (BBS), Clinical Test of Sensory Interaction on Balance (CTSIB)に有意な改善が認められたと報告している。Yardley, et al., 2004のRCTでは，慢性期の前庭障害患者を対象に，介入群83例は自宅での前庭リハビリテーション，対照群87例は通常の治療を実施した[13]。介入群は対照群と比較して，Vertigo Symptom Scale (VSS),

頭部運動により誘発されるめまい，DHI，重心動揺検査において有意な改善が認められた。Yardley, et al., 2006のRCTでは間歇期のメニエール病患者を対象に，介入群は冊子を用いたホームエクササイズを毎日，3カ月間実施した[14]。介入群は3カ月後のVSS，DHIが有意に改善したが，対照群は3カ月後のVSS，DHIは改善しなかったと報告している。しかし，介入後の群間比較において有意差は認められなかった。対象を慢性期に限定したメタアナリシスは行われていない。

　Cochrane Libraryのレビュー以降も，慢性期の一側末梢前庭障害患者に対する前庭リハビリテーションの有効性に関するRCTやコホート研究が報告されている。Smółka, et al., 2020のRCTでは，慢性期の一側末梢前庭障害患者において，監督指導下での前庭リハビリテーションと監督指導なしの前庭リハビリテーションを比較検討した[15]。介入群19例は，理学療法士と医師の監督指導のもと，カスタマイズされたグループリハビリテーション（一般的なコンディショニング運動，頭部運動訓練，バランス・歩行訓練，視覚フィードバックバランス訓練など）を週1回，90分間，6週間にわたって実施した。対照群24例は，自宅でCawthorne-Cookseyエクササイズとバランス訓練を1日2回，15分間，6週間行った。両群いずれもVASとDHIで有意な改善を示したが，介入群の方がより大きな改善を示した。また，TUGは両群とも改善したが，介入群のみBBSとDGIで有意な改善を示した。Bayat and Saki, 2017の観察研究では，適応と慣れを誘導する訓練を受けた慢性期の一側末梢前庭障害患者21例において，8週間後にDHIで有意な改善を報告した[16]。

　本邦の報告では，一側末梢前庭障害患者25例を含む慢性めまい55例に適応と慣れを誘導する訓練を1日2回，3カ月間実施したところ，訓練前と比較してDHIおよびその下位尺度で有意な改善が認められた[17]。

　このように多くの介入研究および観察研究において，慢性期の一側末梢前庭障害に対する前庭リハビリテーションの有効性が示されている。

益と害のバランス

　患者が受ける利益：めまい症状，バランスや歩行障害の改善。

　患者が受ける害：転倒。

　益と害のバランス：適切な管理により益は害より大きい。

文献の採用方法

　文献検索には，PubMed，Cochrane Library，医学中央雑誌を用いて実施した。PubMedでは，「peripheral vestibular disorder」，「vestibular hypofunction」，「peripheral vertigo」，「vestibular neuritis」，「vestibular loss」，「vestibular dysfunction」，「vestibular deficit」，「vestibular disease」，「vestibular impairment」，「inner ear disease」，「rehabilitation」，「exercise」，「physical stimulation」，「exercise therapy」，「exercise movement techniques」をキーワードとして組み合わせて検索した。研究デザインや論文形式による絞り込みは行っていな

い。Cochrane Libraryでは，同じ検索式でシステマティックレビューを検索した。医学中央雑誌では，「末梢前庭障害」，「前庭機能低下」，「末梢性めまい」，「内耳性めまい」，「前庭神経炎」，「平衡訓練」，「前庭リハビリテーション」，「エクササイズ」をキーワードとして組み合わせて検索した。その結果，英語文献では706編を抽出した。和文文献では会議録を除く30編を抽出した。それらの中からシステマティックレビュー1編，RCT 4編を抽出した。それ以外に，ガイドライン作成上必要と判断した観察研究2編を手作業による検索により追加して全文を読み，推奨の判定に7編を採用した。

推奨の判定に用いた文献

11）McDonnell, Hillier, 2015, 12）Giray, et al., 2009, 13）Yardley, et al., 2004, 14）Yardley, et al., 2006, 15）Smółka, et al., 2020, 16）Bayat, Saki, 2017, 17）肥塚, 2020.

参考文献

1）Murdin L, Schilder AG：Epidemiology of balance symptoms and disorders in the community：a systematic review. Otol Neurotol 36：387–392, 2015.

2）Jönsson R, Sixt E, Landahl S, Rosenhall U：Prevalence of dizziness and vertigo in an urban elderly population. J Vestib Res 14：47–52, 2004.

3）Agrawal Y, Carey JP, Della Santina CC, Schubert MC, Minor LB：Disorders of balance and vestibular function in US adults：data from the National Health and Nutrition Examination Survey, 2001–2004. Arch Intern Med 169：938–944, 2009.

4）Cawthorne T：Vestibular Injuries. Proc R Soc Med 39：270–273, 1946.

5）Cooksey FS：Rehabilitation in Vestibular Injuries. Proc R Soc Med 39：273–278, 1946.

6）時田喬, 原田康夫：「平衡訓練の基準」掲載にあたって/平衡訓練の基準. Equilibrium Res 49：159–169, 1990.

7）平衡訓練の基準の改訂ワーキンググループ, 担当理事：北原糺, 肥塚泉, 堀井新, 委員長：伏木宏彰, 委員：山中敏彰, 五島史行, 佐藤豪：平衡訓練/前庭リハビリテーションの基準―2021年改訂―. Equilibrium Res 80：591–599, 2021.

8）Rossi–Izquierdo M, Santos–Pérez S, Soto–Varela A：What is the most effective vestibular rehabilitation technique in patients with unilateral peripheral vestibular disorders? Eur Arch Otorhinolaryngol 268：1569–1574, 2011.

9）肥塚泉：前庭神経炎診療ガイドライン2021年版. 医学のあゆみ 282：194–196, 2022.

10）Crane BT, Schubert MC：An adaptive vestibular rehabilitation technique. Laryngoscope 128：713–718, 2018.

11）McDonnell MN, Hillier SL：Vestibular rehabilitation for unilateral peripheral vestibular dysfunction. Cochrane Database Syst Rev 1：Cd005397, 2015.

12）Giray M, Kirazli Y, Karapolat H, Celebisoy N, Bilgen C, Kirazli T：Short–term effects of vestibular rehabilitation in patients with chronic unilateral vestibular dysfunction：a randomized controlled study. Arch Phys Med Rehabil 90：1325–1331, 2009.

13）Yardley L, Donovan–Hall M, Smith HE, Walsh BM, Mullee M, Bronstein AM：Effectiveness of primary care–based vestibular rehabilitation for chronic dizziness. Ann Intern Med 141：598–605, 2004.

14）Yardley L, Kirby S：Evaluation of booklet–based self–management of symptoms in Ménière disease：a randomized controlled trial. Psychosom Med 68：762–769, 2006.

15）Smółka W, Smółka K, Markowski J, Pilch J, Piotrowska–Seweryn A, Zwierzchowska A：The efficacy of vestibular rehabilitation in patients with chronic unilateral vestibular dysfunction. Int J Occup Med Environ Health 33：273–282, 2020.

16）Bayat A, Saki N：Effects of Vestibular Rehabilitation Interventions in the Elderly with Chronic Unilateral Vestibular Hypofunction. Iran J Otorhinolaryngol 29：183–188, 2017.

17）肥塚泉：慢性めまいに対するめまいリハビリテーションの有用性の検討．国立研究開発法人 日本医療研究開発機構（AMED）2018年度―2020年度「慢性めまいの診断法確立とめまい指導の有用性に関する研究」研究成果報告書．

（https://amedfind.amed.go.jp/amed/search/task_search_list.html）

CQ 2 慢性期の両側末梢前庭障害に前庭リハビリテーションは有用か？

●推奨

　前庭リハビリテーションは，両側末梢前庭障害による慢性期のめまい症状の改善や視線の安定化，バランスや歩行障害の改善に効果が得られる根拠のレベルが十分ではないことを理解したうえで，行うことを強く推奨する。

【推奨の強さ：1，合意率：100%，エビデンスレベル：B】

●背景・目的

　両側末梢前庭障害はまれな疾患であり，米国での疫学調査において，その有病率は10万人あたり28人と推計されている[1]。両側末梢前庭障害は，いったん発症すると一側末梢前庭障害とは異なって前庭代償が進行しにくいため，体動時のふらつきや動揺視が長く持続し，患者のQOLを著しく低下させる。さらに，本疾患を有する患者の転倒リスクは健常人の31倍とされる[1]。両側末梢前庭障害に対しては，有効な薬物治療はないのが現状である。両側末梢前庭障害に対する前庭リハビリテーションは，自覚症状の改善，視線の安定化および歩行機能の向上などを目的に行われる。

　本CQでは，慢性期の両側末梢前庭障害に対する前庭リハビリテーションの有用性を検討する。

●解説・エビデンス

　両側末梢前庭障害に対する前庭リハビリテーションの有効性について，1編のシステマティックレビューが行われている。Porciuncula, et al., 2012 は，4編のRCTと1編のコホート研究および9編のケースコントロールトライアルの計14編の研究（合計327人，うち両側前庭障害患者164人）について，システマティックレビューを行っている。7編はエクササイズをベースとし，他の7編は感覚代行装置を用いた前庭リハビリテーションを施行していた。視線および姿勢の安定化をアウトカムとした全ての研究で，前庭リハビリテーションの有効性が示され，さらに歩行速度と動揺視や平衡異常に関する自覚症状をアウトカムとした5編の研究で，前庭リハビリテーションの有効性が示された[2-7]。

　両側前庭障害患者に対するエクササイズをベースとした前庭リハビリテーションの効果に関するRCTやコホート研究が，これまでいくつか報告されている。Herdman, et al., 2007 は，両側前庭障害患者13例に対してRCTを行い，8例に視線を安定化させる頭部運動訓練を1日3〜5回，計20〜40分間とバランス・歩行訓練を行ったところ，頭部を固定したまま視線を動かすsaccade訓練とバランス・歩行訓練を行った対照群5例と比較してDynamic Visual Acuity（DVA）が有意に改善したと報告している[3]。Krebs, et al., 1993 は，両側前庭障害患者8例に対してRCTを行い，前庭リハビリテーション群4例と対照群4例に無作為に

振り分けた。前庭リハビリテーション群は前半の 8 週間は週 1 回の病院での訓練，後半の 8 週間はホームエクササイズを行い，対照群は前半の 8 週間は週 1 回の病院でのアイソメトリック・ストレングス・エクササイズを行い，後半の 8 週間は週 1 回の病院での前庭リハビリテーション群と同じ訓練を行った[4]。前庭リハビリテーション群は，対照群と比べて歩行速度を含む歩行機能が改善したと報告している。一方，DHI は両群とも前後比較で改善したが，両群間で有意差は認めなかったと報告している。Krebs, et al., 2003 は，両側前庭障害患者 53 例と一側前庭障害患者 33 例に対して前庭リハビリテーションに関する RCT を行い，前庭リハビリテーション群と対照群に無作為に振り分けた[5]。前庭リハビリテーション群は前半の 6 週間は週 1 回の病院での訓練，後半の 6 週間はホームエクササイズで，1 日 1 回，週 5 回以上行うように指示した。対照群は前半の 6 週間は週 1 回の病院でのアイソメトリック・ストレングス・エクササイズを行い，後半の 6 週間は週 1 回の病院での前庭リハビリテーション群と同じ訓練を行った。その結果，両側前庭障害患者に対する前庭リハビリテーションは，歩行機能に関して一側前庭障害患者と同様に効果があると報告している。Ertugrul and Emre Soylemez, 2019 は，両側前庭障害患者 30 例と一側前庭障害患者 30 例に対して前庭リハビリテーション（適応や慣れを誘導する訓練，バランス訓練，眼球運動訓練から構成される 21 の訓練プログラム）の前向き研究を行い，両群とも DHI が前庭リハビリテーション後に有意に改善し，両群間に差がなかったことを報告している[8]。

　両側前庭障害患者に対して，失われた前庭感覚情報を他の感覚情報で代行する前庭リハビリテーションの有用性が近年報告されている。具体的には，振動触覚，電気触覚，聴覚などで，頭部や体幹の傾斜情報をハイ・テクノロジー技術によって腰部や顔面にフィードバックする方法である。Goebel, et al., 2009, Janssen, et al., 2010, Brugnera, et al., 2015 は，両側前庭障害患者に対する振動触覚を利用した感覚代行による前庭リハビリテーションに関する介入研究（クロスオーバー試験や RCT）を行い，感覚統合機能テスト（Sensory Organization Test：SOT）を含む，姿勢や QOL に対する前庭リハビリテーションの有効性を報告している[6,7,9]。

　両側前庭障害の罹患率は非常に低いため，いずれの研究も対象症例数が少ない点が問題である。そのため，現時点ではメタアナリシスは報告されていない。両側前庭障害は一側前庭障害とは異なって前庭代償が進行しにくく，前庭動眼反射や前庭脊髄反射を利用した前庭リハビリテーションの効果は，一側前庭障害に比べて限定的である。そのため，人工前庭技術の発展およびハイ・テクノロジー感覚代行やガルバニック刺激などの新しい前庭リハビリテーションの開発が今後期待される。

益と害のバランス

　患者が受ける利益：めまい症状の改善や視線の安定化，バランスや歩行障害の改善。

　患者が受ける害：転倒。

　益と害のバランス：適切な管理により益は害より大きい。

第 4 章　クリニカルクエスチョン Clinical Question（CQ）

文献の採用方法

　文献検索には，PubMed，Cochrane Library，医学中央雑誌を用いて実施した。PubMedでは，「bilateral peripheral vestibular disorder」，「bilateral vestibular hypofunction」，「bilateral peripheral vertigo」，「bilateral vestibular neuritis」，「rehabilitation」，「exercise」，「physical stimulation」，「exercise therapy」，「exercise movement techniques」をキーワードとして組み合わせて検索した。研究デザインや論文形式による絞り込みは行っていない。Cochrane Libraryでは，同じ検索式でシステマティックレビューを検索した。医学中央雑誌では，「両側性前庭神経症」，「両側前庭障害」，「両側末梢前庭障害」，「両側前庭機能低下」，「末梢性めまい」，「内耳性めまい」，「両側前庭神経炎」，「平衡訓練」，「前庭リハビリテーション」，「エクササイズ」をキーワードとして組み合わせて検索した。その結果，英語文献では134編を抽出した。和文文献では会議録を除く9編を抽出した。それらの中からシステマティックレビュー1編，RCT5編，クロスオーバー1編を抽出した。それ以外に，ガイドライン作成上必要と判断した観察研究1編を手作業による検索により追加して全文を読み，最終的に推奨の判定に8編を採用した。

推奨の判定に用いた文献

2) Porciuncula, et al., 2012, 3) Herdman, et al., 2007, 4) Krebs, et al., 1993, 5) Krebs, et al., 2003, 6) Goebel, et al., 2009, 7) Janssen, et al., 2010, 8) Ertugrul, Emre Soylemez, 2019, 9) Brugnera, et al., 2015.

参考文献

1) Ward BK, Agrawal Y, Hoffman HJ, Carey JP, Della Santina CC：Prevalence and impact of bilateral vestibular hypofunction：results from the 2008 US National Health Interview Survey. JAMA Otolaryngol Head Neck Surg 139：803-810, 2013.

2) Porciuncula F, Johnson CC, Glickman LB：The effect of vestibular rehabilitation on adults with bilateral vestibular hypofunction：a systematic review. J Vestib Res 22：283-298, 2012.

3) Herdman SJ, Hall CD, Schubert MC, Das VE, Tusa RJ：Recovery of dynamic visual acuity in bilateral vestibular hypofunction. Arch Otolaryngol Head Neck Surg 133：383-389, 2007.

4) Krebs DE, Gill-Body KM, Riley PO, Parker SW：Double-blind, placebo-controlled trial of rehabilitation for bilateral vestibular hypofunction：preliminary report. Otolaryngol Head Neck Surg 109：735-741, 1993.

5) Krebs DE, Gill-Body KM, Parker SW, Ramirez JV, Wernick-Robinson M：Vestibular rehabilitation：useful but not universally so. Otolaryngol Head Neck Surg 128：240-250, 2003.

6) Goebel JA, Sinks BC, Parker EJ, Richardson NT, Olowin AB, Cholewiak RW：Effectiveness of head-mounted vibrotactile stimulation in subjects with bilateral vestibular loss：Phase 1 clinical trial, Otology and Neurotology 30：210-216, 2009.

7) Janssen M, Stokroos R, Asrts J, van Lummel R, Kingma H：Salient and placebo vibrotactile are equally effective in reducing sway in bilateral vestibular patients. Gait and Posture 31：213-217, 2010.

8) Ertugrul S, Emre Soylemez E：Investigation of the factors affecting the success of vestibular rehabilitation therapy in patients with idiopathic unilateral vestibular hypofunction and idiopathic bilateral vestibular hypofunction. ENT Updates 9：150-158, 2019.

9) Brugnera C, Bittar RS, Greters ME, Basta D：Effects of vibrotactile vestibular substitution on vestibular rehabilitation-preliminary study. Braz J Otorhinolaryngol 81：616-621, 2015.

CQ 3 急性期・亜急性期の末梢前庭障害に前庭リハビリテーションは有用か？

●推奨

前庭リハビリテーションは，末梢前庭障害による急性期・亜急性期のめまい症状の改善や視線の安定化，バランスや歩行障害の改善に効果が得られる根拠のレベルが十分ではないことを理解したうえで，行うことを強く推奨する。急性期に実施する際は，悪心・嘔吐や転倒に注意する。

【推奨の強さ：1，合意率：73%，エビデンスレベル：B】

●背景・目的

発症2週までの急性期の末梢前庭障害においては，強いめまいや悪心・嘔吐，平衡障害が出現するが，その後，前庭代償と呼ばれる回復機転により徐々に改善していくことから，積極的に前庭リハビリテーションが施行されていない現状がある[1,2]。実際，本邦の急性期における前庭リハビリテーション利用率は低い[3]。しかし，前庭リハビリテーションは，急性期や発症から2週間を超えて3カ月までの亜急性期においても回復の過程を早めることを目的に行われており，その有効性が示唆されている[2]。

本CQでは，急性期・亜急性期の末梢前庭障害に対する前庭リハビリテーションの有用性を検討する。

●解説・エビデンス

前庭リハビリテーションのプログラムとして，視線を安定化させるための頭部運動訓練（**1**），バランス・歩行訓練（**2**）および慣れを誘導する訓練（**3**）の基本的なトレーニングが用いられており，多くはそれらの併用で組まれて施行されている。

Herdman, et al., 1995 は，聴神経腫瘍術後の急性前庭障害症例を対象に**1**と**2**を実施した前庭リハビリテーション群11例と，頭部を固定したまま視線を動かすpursuit訓練と**2**を実施した対照群8例のRCTを行っている[4]。術後6日目にふらつき症状のスケールや感覚統合機能テスト（Sensory Organization Test：SOT）で有意に改善が見られたことから，急性期から前庭リハビリテーションを行った方が回復は早く，慢性化しなかったと結論付けている。Mruzek, et al., 1995 のRCTにおいても，聴神経腫瘍術後やメニエール病の前庭破壊術後の急性期・亜急性期に，8週間の前庭リハビリテーション群8例が体操のみの対照群8例に比べて，DHIとSOTで有益な結果をもたらすことが示されている[5]。Enticott, et al., 2005 は，同じく聴神経腫瘍術後において急性期の前庭リハビリテーションの有効性をRCTで示している[6]。術後3日目より前庭リハビリテーション（**1**）を開始して2～3週後と6～7週後，10～12週後に評価しているが，介入なしの対照群27例と比べて，いずれの時期においても自発眼振やめまいの自覚症状に違いはなかったがDHIで有意な改善を示した。

前庭神経炎でも前庭リハビリテーションの有効性を結論付けている報告がある。Strupp, et al., 1998 は，治療中に温度刺激検査のCPが変化を示さない症例に限定する，厳密な対象設定をしてRCTを行っている[7]。1週間の入院とその後3週間の自宅での前庭リハビリテーション（**1**,**2**,**3**）を施行し，無治療群（日常活動の推奨のみ）と比較したところ，前庭リハビリテーション群19例は対照群20例に比べて，SVVに変化はなかったが，重心動揺の総軌跡長（閉眼下，フォームラバー上）を有意に減少させ，姿勢安定性を向上させる結果を報告している。このことから，急性期の前庭リハビリテーションは前庭脊髄系の代償を早めることを示唆している。最近，Tokle, et al., 2020 は，前庭神経炎発症1週間以内の患者に対してRCTを行い，前庭リハビリテーション群33例と prednisolone 10日間治療群32例を比較検討している[8]。前庭リハビリテーション群（**1**,**2**,**3**）は，対照群に比べて治療3カ月および12カ月の時点で歩行速度や体平衡検査に有意な差はなかったが，Vertigo Symptom Scale（VSS），DHI，HADSに有意に改善する結果が得られたと報告し，前庭リハビリテーションはふらつき感に加え日常の活動性に効果的であると結論付けている。

さらには，通常の前庭リハビリテーションにバーチャルリアリティやバイオフィードバックなどの医療テクノロジーを組み合わせた，急性期・亜急性期の一側末梢前庭障害に対する前庭リハビリテーションのRCTがある。Marioni, et al., 2013 は，一側末梢前庭障害に対して，ホームエクササイズ（**1**,**2**,**3**）に，医師や理学療法士の監督指導のもとに，眼前の景色と床が独立して動く装置の中に立った状態で姿勢を保持するトレーニングを追加したプログラムを用いてRCTを行っている[9]。発症2週以降の亜急性期に，前者は毎日3回で，後者は30分間を週1回のペースで5週間の治療を行ったところ，前庭リハビリテーション群15例では無治療の対照群15例と比較して，閉眼下，フォームラバー上の重心動揺が対照群のそれと比較して有意に改善することを報告している。Teggi, et al., 2009 は，急性期の前庭神経炎患者を対象として，重心動揺のプラットフォーム上で，視線を安定化させる頭部運動訓練や視運動性眼振刺激，視覚フィードバックを用いてバランス制御トレーニングを行う前庭リハビリテーション群20例と，無治療の対照群20例とに無作為に割り付けして比較する研究を行っている[10]。その結果，治療25日後には閉眼下，フォームラバー上の総軌跡長とDHI，DGIで前庭リハビリテーション群で有意な改善がみられている。通常の前庭リハビリテーション（**1**,**2**,**3**）ではなく，バーチャルリアリティ（10項目）を用いるリハビリテーション（任天堂 Wii Fit バランス Wii ボード）の効果を調べているRCTもある[11]。48時間以内に前庭機能低下を確認できた前庭神経炎の急性期症例を対象に，5日間の治療プログラムを組んでいる。治療群（10項目）37例と対照群（1項目）34例を比べると，治療群のほうで，眼振消失が2.1日早く，入院期間は2.4日短くなり，治療終了直後（5日後）にはVSS，DHIとSOTの有意な改善が認められている。また，この効果は治療終了10週後の時点においても維持されたことから，本治療の早期介入は急性効果をもたらすのみならず，めまいの慢性化を予防する可能性が示唆されている。

一方，RCTにより，急性期・亜急性期の前庭リハビリテーション導入に有効性が認めら

れないと結論付ける1編の報告がある[12]。聴神経腫瘍摘出3〜5日後より前庭リハビリテーション（**1**，**2**，**3**）を早期介入して対照群と比較したところ，12週後のTUG，DGIに，50歳以上の中高齢者前庭リハビリテーション群15例では中高齢者対照群11例と比べて有意な改善がみられたが，50歳未満の若年者前庭リハビリテーション群16例では若年者対照群11例との間に有意な差はなかったとしている。

　コホート研究で前庭リハビリテーションの治療タイミングを究明するために，治療開始時期による効果を比較している報告がある[13]。一側末梢前庭障害に対して，治療開始を発症2週まで（Ⅰ群10例）と3〜4週（Ⅱ群9例），5週以降（Ⅲ群9例）の3群に分けて4週間の視線を安定化させる頭部運動訓練を行い，それぞれの効果を比較している。その結果，DHIはすべての群で改善を示したが，Ⅰ群とⅡ群はⅢ群に比べて大きく改善し，前庭動眼反射の利得はⅠ群でより有意な改善が示された。このことから，前庭リハビリテーションの早期導入の有効性が示唆されている。

　以上より，各群の対象サンプル数の僅少や報告間の評価法の違い，盲検の不確実性などの問題もあるが，おおむね有効性が示されている。

　急性期ではめまいや悪心・嘔吐が生じて，前庭リハビリテーションの実施が困難の場合もある。発症2日以内の治療開始を避けたり，抗めまい薬や鎮静薬を事前に投薬して対応している報告がある[14]。急性期に前庭リハビリテーション（頭部—眼球運動）を行った場合に，薬物治療（ジメンヒドリナート）が必要かどうか，対照群（固視のみ）と比べてトライアルがあり，その結果，対照群と比較して少量で短期間にはなるが薬物治療を必要とするケースがあるとされている[15]。急性期・亜急性期に前庭リハビリテーションを実施する際には，めまいやその関連症状の増悪，さらにはバランス失調，転倒に留意し，適宜，薬物治療の併用を考慮することが勧められる。

益と害のバランス

　患者が受ける利益：めまい症状の改善や視線の安定化，バランスや歩行障害の改善。

　患者が受ける害：悪心・嘔吐，転倒。

　益と害のバランス：適切な管理により益は害より大きい。

文献の採用方法

　文献検索には，PubMed，Cochrane Library，医学中央雑誌を用いて実施した。PubMedでは，「acute」，「subacute」，「peripheral vestibular disorder」，「vestibular hypofunction」，「peripheral vertigo」，「vestibular neuritis」，「vestibular rehabilitation」，「vestibular therapy」，「vestibular exercise」をキーワードとして組み合わせて検索した。研究デザインや論文形式による絞り込みは行っていない。Cochrane Libraryでは，同じ検索式でシステマティックレビューを検索した。医学中央雑誌では，「急性期」，「亜急性期」，「末梢前庭障害」，「前庭機能低下」，「末梢性めまい」，「内耳性めまい」，「前庭神経炎」，「平衡訓練」，「前庭リハビリ

第4章　クリニカルクエスチョンClinical Question（CQ）

テーション」，「エクササイズ」をキーワードとして組み合わせて検索した。その結果，英語文献では97編を抽出した。和文文献では会議録を除く30編を抽出した。それらの中からシステマティックレビュー4編，RCT 11編を抽出した。それ以外に，ガイドライン作成上必要と判断したRCT 1編と観察研究1編を手作業による検索により追加して全文を読み，最終的に推奨の判定に11編を採用した。

推奨の判定に用いた文献

4）Herdman, et al., 1995, 5）Mruzek, et al., 1995, 6）Enticott, et al., 2005, 7）Strupp, et al., 1998, 8）Tokle, et al., 2020, 9）Marioni, et al., 2013, 10）Teggi, et al., 2009, 11）Sparrer, et al., 2013, 12）Vereeck, et al., 2008, 13）Lacour, et al., 2020, 15）Venosa, Bittar, 2007.

参考文献

1）Strupp M, Arbusow V, Brandt T：Exercise and drug therapy alter recovery from labyrinth lesion in humans. Ann N Y Acad Sci 942：79–94, 2001.

2）日本めまい平衡医学会編：前庭神経炎診療ガイドライン2021年版. 金原出版, 東京, 2021.

3）Kamo T, Momosaki R, Ogihara H, Azami M, Tanaka R, Kato T, Tsunoda R, Fushiki H：The utilization and demographic characteristics of in-hospital rehabilitation for acute vestibular neuritis in Japan. Auris Nasus Larynx 2022 Jan 22；S0385–8146（22）00028–1. doi：10.1016/j.anl.2022.01.010.

4）Herdman SJ, Clendaniel RA, Mattox DE, Holliday MJ, Niparko JK：Vestibular adaptation exercises and recovery：acute stage after acoustic neuroma resection. Otolaryngol Head Neck Surg 113：77–87, 1995.

5）Mruzek M, Barin K, Nichols DS, Burnett CN, Welling DB：Effects of vestibular rehabilitation and social reinforcement on recovery following ablative vestibular surgery. Laryngoscope 105：686–692, 1995.

6）Enticott JC, O'Leary S J, Briggs RJ：Effects of vestibulo-ocular reflex exercises on vestibular compensation after vestibular schwannoma surgery. Otol Neurotol 26：265–269, 2005.

7）Strupp M, Arbusow V, Maag KP, Gall C, Brandt T：Vestibular exercises improve central vestibulospinal compensation after vestibular neuritis. Neurology 51：838–844, 1998.

8）Tokle G, Mørkved S, Bråthen G, Goplen FK, Salvesen Ø, Arnesen H, Holmeslet B, Nordahl SHG, Wilhelmsen KT：Efficacy of vestibular rehabilitation following acute vestibular neuritis：A randomized controlled trial. Otol Neurotol 41：78–85, 2020.

9）Marioni G, Fermo S, Zanon D, Broi N, Staffieri A：Early rehabilitation for unilateral peripheral vestibular disorders：a prospective, randomized investigation using computerized posturography. Eur Arch Otorhinolaryngol 270：425–435, 2013.

10）Teggi R, Caldirola D, Fabiano B, Recanati P, Bussi M：Rehabilitation after acute vestibular disorders. J Laryngol Otol 123：397–402, 2009.

11）Sparrer I, Duong Dinh TA, Ilgner J, Westhofen M：Vestibular rehabilitation using the Nintendo® Wii Balance Board -a user-friendly alternative for central nervous compensation. Acta Otolaryngol 133：239–245, 2013.

12）Vereeck L, Wuyts FL, Truijen S, De Valck C, Van de Heyning PH：The effect of early customized vestibular rehabilitation on balance after acoustic neuroma resection. Clin Rehabil 22：698–713, 2008.

13）Lacour M, Laurent T, Alain T：Rehabilitation of dynamic visual acuity in patients with unilateral vestibular hypofunction：earlier is better. Eur Arch Otorhinolaryngol 277：103–113, 2020.

14）Kammerlind AS, Ledin TE, Ödkvist LM, Skargren EI：Effects of home training and additional physical therapy on recovery after acute unilateral vestibular loss-a randomized study. Clin Rehabil 19：54–62, 2005.

15）Venosa AR, Bittar RS：Vestibular rehabilitation exercises in acute vertigo. Laryngoscope 117：1482–1487, 2007.

> **CQ 4** 高齢者の末梢前庭障害に前庭リハビリテーションは有用か？

◉推奨

　前庭リハビリテーションは，末梢前庭障害による高齢者のめまい症状の改善や視線の安定化，バランスや歩行障害の改善や，転倒リスクの軽減に効果が得られる根拠のレベルが高く，行うことを非常に強く推奨する。実施する際は，転倒に注意する。

【推奨の強さ：1，合意率：100%，エビデンスレベル：A】

◉背景・目的

　本邦では超高齢社会を迎え，めまいを有する高齢者の増加が予想される。DGIの転倒リスクカットオフ値を指標とした評価では，65〜74歳の前庭障害患者の42.9%に転倒リスクがあると報告されている。75歳以上の前庭障害患者では転倒リスクは66.7%とさらに増加する[1]。さらに高齢者はサルコペニアやフレイルを合併している割合が高い。近年Kamo, et al., 2022は，65歳以上のめまい患者の32.7%がサルコペニアを合併していることを報告している[2]。高齢者の末梢前庭障害に対する前庭リハビリテーションは，若年者と同様に自覚症状の改善，視線の安定化，バランス・歩行機能の向上などを目的に行われる。

　本CQでは，高齢者の末梢前庭障害に対する前庭リハビリテーションの有用性を検討する。

◉解説・エビデンス

　前庭リハビリテーションの効果に対する年齢の影響を検討した質の高いRCTが3編ある[3-5]。Herdman, et al., 2003は，20〜86歳の一側末梢前庭障害患者21例を対象に，13例の適応を誘導する前庭リハビリテーション群と8例のプラセボ群とを無作為に分け，Dynamic Visual Acuity（DVA）をアウトカムとして比較検討した[3]。前庭リハビリテーション群では，DVAが有意に改善しており年齢による影響はなかったと報告している。Vereeck, et al., 2008は，聴神経腫瘍術後患者53例を対象に，50歳未満と50歳以上に分けて姿勢制御や歩行機能に対する前庭リハビリテーションの効果を検討し，前庭リハビリテーションを行った50歳以上の患者の方が，バランス・歩行に対する効果が有意に高いことを報告している[4]。Cohen, et al., 2002は，35〜77歳の聴神経腫瘍術後患者31例を対象に，16例の前庭リハビリテーション群と15例のプラセボ群とを無作為に分け，前庭動眼反射の動特性，感覚統合機能テスト（Sensory Organization Test：SOT），閉眼歩行をアウトカムとして比較検討した[5]。いずれの検討でも，前庭リハビリテーションの効果に年齢は影響しないことを報告している。Topuz, et al., 2004による前向き研究では，17〜75歳の一側末梢前庭障害患者112例を，50歳未満と50歳以上の2群に分けて8週間の前庭リハビリテーションを行い，VASとDHIに対する効果を比較検討した[6]。その結果，前庭リハビリテーションの効果に年齢は影響し

ないと報告している。Kao, et al., 2010 は，両側前庭障害患者 19 例，一側前庭障害患者 19 例を含む慢性めまい 41 例（平均年齢：67.0±14.0 歳）を対象に 2 カ月間の前庭リハビリテーションを行ったところ，65 歳以上（26 例）は 65 歳未満（15 例）と同様に DHI，TUG および DGI が有意に改善したと報告している[7]。Herdman, et al., 2007 は，46〜73 歳の両側前庭障害患者 13 例を対象に RCT を行い，視線を安定化させる頭部運動訓練を行った前庭リハビリテーション群 8 例（平均年齢：63.6±9.4 歳）は，対照群 5 例（平均年齢：63.6±10.8 歳）と比較して DVA が有意に改善しており，年齢による影響はなかったと報告している[8]。Ertugrul and Emre Soylemez, 2019 は，一側および両側末梢前庭障害患者に対する前庭リハビリテーションの効果において年齢の影響はなかったと報告している[9]。

　高齢者のめまい・平衡障害に対する前庭リハビリテーションの有効性については，3 編のシステマティックレビューが行われている。Regauer, et al., 2020 は，高齢者のめまい・平衡障害に対する前庭リハビリテーションに関するシステマティックレビューを行い，20 編のRCT と 2 編の非ランダム化比較試験の合計 1,876 例を検討し，前庭リハビリテーションは通常ケアと比較してバランス，可動性，症状の改善において優れていると報告している[10]。そのうち 12 編の研究が前庭リハビリテーションに関する検討であり，さらに前庭障害患者を対象としているのは 2 編の RCT であった[11,12]。Ricci, et al., 2016 の RCT では，高齢者の様々な疾患による前庭障害患者 82 例に対して Cawthorne-Cooksey エクササイズを中心とした前庭リハビリテーションを行ったところ，sit-to-stand test，Romberg，tandem stand，TUG，DGI，fall rate などが改善したと報告している[11]。Smaerup, et al., 2016 の RCT では，高齢者の前庭障害患者 57 例に対して，コンピューターを活用した前庭リハビリテーション群と自宅で冊子を見ながらの前庭リハビリテーション群の 2 群に分け，VAS，DHI および DGI などをアウトカムとして検討を行ったところ，両群とも高い機能レベルを維持し，両群間に差がなかったことを報告している[12]。

　Martins, et al., 2016 は，めまい・平衡障害を訴える 60 歳以上の高齢者を対象とした前庭リハビリテーションの有効性に関する 8 編の研究について，システマティックレビューを行っている[13]。そのうち 2 編の研究が RCT で，6 編が非ランダム化比較試験であった。多くの研究の前庭リハビリテーションのプロトコールは，Cawthorne-Cooksey エクササイズに準拠していた。システマティックレビューの結果，高齢のめまい・平衡障害患者に対して前庭リハビリテーションを行うと DHI が改善したと報告している。しかしながら，対象となっためまい・平衡障害の原因疾患は様々で，多くは末梢前庭障害以外の疾患を含んでいた。その中で最も質の高い研究とされた Marioni, et al., 2013 の研究は，中枢前庭障害患者を対象としている点に注意する必要がある[14]。

　Ricci, et al., 2010 は，中高年と高齢者を対象とした前庭リハビリテーションの有効性に関する 9 編の研究についてシステマティックレビューを行っている。4 編の研究が 40 歳以上を対象とし，5 編の研究が 60 歳以上を対象としていた[15]。6 編の研究では，一側または両側前庭障害，聴神経腫瘍術後，慢性めまい，ふらつきの症例を対象としていた。末梢前庭障害を

対象とした研究は上述した[4,8]。他の3編の研究では，BPPVや中枢性前庭障害の患者を対象としていた。多くの研究の主要評価項目は，VAS，DHI，姿勢制御，歩行機能を用い，前庭リハビリテーションのプロトコールがCawthorne–Cookseyエクササイズに準拠しているのは4編の研究であった。レビューの結果，高齢者に対しても前庭リハビリテーションが有効であると述べられている。

　以上より，多くの介入研究において年齢の影響はなく高齢者の末梢前庭障害に対する前庭リハビリテーションの有用性が示されている。ただし，前庭リハビリテーションの効果に対する認知機能の影響を評価した研究は少なく，認知機能が低下している高齢者の場合は，前庭リハビリテーションの効果が不十分になる可能性があるため，自宅での実施には家族などと協力する必要がある。また高齢者の場合は，サルコペニアや骨粗鬆症を合併していることがあるため，前庭リハビリテーション時の転倒には特に注意する必要がある。

益と害のバランス

患者が受ける利益：めまい症状の改善や視線の安定化，バランスや歩行障害の改善や，転倒リスクの軽減。

患者が受ける害：転倒。

益と害のバランス：適切な管理により益は害より大きい。

文献の採用方法

　文献検索には，PubMed，Cochrane Library，医学中央雑誌を用いて実施した。PubMedでは，「elderly」，「aged」，「peripheral vestibular disorder」，「vestibular hypofunction」，「peripheral vertigo」，「vestibular neuritis」，「rehabilitation」，「exercise」，「physical stimulation」，「exercise therapy」，「exercise movement techniques」をキーワードとして組み合わせて検索した。研究デザインや論文形式による絞り込みは行っていない。Cochrane Libraryでは，同じ検索式でシステマティックレビューを検索した。医学中央雑誌では，「高齢」，「末梢前庭障害」，「前庭機能低下」，「末梢性めまい」，「内耳性めまい」，「前庭神経炎」，「平衡訓練」，「前庭リハビリテーション」，「エクササイズ」をキーワードとして組み合わせて検索した。その結果，英語文献では305編を抽出した。和文文献では会議録を除く6編を抽出した。それらの中からシステマティックレビュー3編，RCT 34編を抽出した。それ以外に，ガイドライン上必要と判断した観察研究3編を手作業による検索により追加して全文を読み，最終的に推奨の判定に12編を採用した。

推奨の判定に用いた文献

3) Herdman, et al., 2003, 4) Vereeck, et al., 2008, 5) Cohen, et al., 2002, 6) Topuz, et al., 2004, 7) Kao, et al., 2010, 8) Herdman, et al., 2007, 9) Ertugrul, Emre Soylemez, 2019, 10) Regauer, et al., 2020, 11) Ricci, et al., 2016, 12) Smaerup, et al., 2016, 13) Martins, et al.,

2016, 15) Ricci, et al., 2010.

参考文献

1）荻原啓文，加茂智彦，田中亮造，加藤巧，遠藤まゆみ，角田玲子，伏木宏彰. 慢性期めまい平衡障害患者における転倒リスクの評価―複数の評価ツールによる検討―. Equilibrium Res 79：218-229, 2020.

2）Kamo T, Ogihara H, Tanaka R, Kato T, Azami M, Tsunoda R, Fushiki H. Prevalence and risk factors of sarcopenia in patients with dizziness. Otol Neurotol 43：e1024-e1028, 2022.

3）Herdman SJ, Schubert MC, Das VE, Tusa RJ. Recovery of dynamic visual acuity in unilateral vestibular hypofunction. Arch Otolaryngol Head Neck Surg 129：819-824, 2003.

4）Vereeck L, Wuyts FL, Truijen S, De Valck C, Van de Heyning PH：The effect of early customized vestibular rehabilitation on balance after acoustic neuroma resection. Clin Rehabil 22：698-713, 2008.

5）Cohen HS, Kimball KT, Jenkin HA：Factors affecting recovery after acoustic neuroma resection. Acta Oto-Laryngologica 122：841-850, 2002.

6）Topuz O, Topuz B, Ardiç FN, Sarhus M, Ögmen G, Ardiç F. Efficacy of vestibular rehabilitation on chronic unilateral vestibular dysfunction. Clin Rehabil 18：76-83, 2004.

7）Kao CL, Chen LK, Chern CM, Hsu LC, Chen CC, Hwang SJ. Rehabilitation outcome in home-based versus supervised exercise programs for chronically dizzy patients. Arch Gerontol Geriatr 51：264-267, 2010.

8）Herdman SJ, Hall CD, Schubert MC, Das VE, Tusa RJ：Recovery of dynamic visual acuity in bilateral vestibular hypofunction. Arch Otolaryngol Head Neck Surg 133：383-389, 2007.

9）Ertugrul S, Emre Soylemez E：Investigation of the factors affecting the success of vestibular rehabilitation therapy in patients with idiopathic unilateral vestibular hypofunction and idiopathic bilateral vestibular hypofunction. ENT Updates 9：150-158, 2019.

10）Regauer V, Seckler E, Müller M, Bauer P：Physical therapy interventions for older people with vertigo, dizziness and balance disorders addressing mobility and participation：a systematic review. BMC Geriatrics 20：494, 2020.

11）Ricci NA, Aratani MC, Caovilla HH, Ganança FF：Effects of vestibular rehabilitation on balance control in older people with chronic dizziness：a randomized clinical trial. Am J Phys Med Rehabil 95：256-269, 2016.

12）Smaerup M, Laessoe U, Grönvall E, Henriksen JJ, Damsgaard EM：The use of computer-assisted home exercises to preserve physical function after a vestibular rehabilitation program：a randomized controlled study. Rehabil Res Pract 2016：7026317, 2016.

13）Martins E Silva DC, Bastos VH, Sanchez MO, Nunes MKG, Orsini M, Ribeiro P, Valasques B, Teixeira SS：Effects of vestibular rehabilitation in the elderly：a systematic review. Aging Clin Exp Res 28：599-606, 2016.

14）Marioni G, Fermo S, Lionello M, Fasanano E, Giacomelli L, Zanon S, Staffieri C, Dall'lgna D, F, Manzato E, Staffieri A：Vestibular rehabilitation in elderly patients with central vestibular dysfunction：a prospective, randomized pilot study. Age（Dordrecht, Netherlands）35：2315-2327, 2013.

15）Ricci NA, Aratani MC, Doná F, Macedo C, Caovilla HH, Ganança FF：A systematic review about the effects of the vestibular rehabilitation in middle-age and older adults. Rev Bras Fisioter 14：361-371, 2010.

CQ 5　末梢前庭障害以外のめまい・平衡障害に前庭リハビリテーションは有用か？

●推奨

　前庭リハビリテーションは，前庭性片頭痛（Vestibular Migraine），持続性知覚性姿勢誘発めまい（Persistent Postural-Perceptual Dizziness：PPPD）によるめまい症状，バランスや歩行障害の改善に効果が得られる根拠が不足していることを理解したうえで，行うことを推奨する。

【推奨の強さ：1，合意率：100%，エビデンスレベル：C】

●背景・目的

　前庭リハビリテーションは，末梢前庭障害に限らず他のめまい・平衡障害においてもその効果が報告されている[1]。

　前庭性片頭痛患者を対象とした前庭リハビリテーションの効果に関して，いくつかの観察研究が報告されており，前庭リハビリテーションは前庭性片頭痛患者のめまい症状や頭痛，ADLの改善につながる可能性がある[2]。

　PPPDは姿勢制御，空間識，情動に関わる感覚処理の異常が原因である機能性疾患であり，立位，運動，視覚刺激により浮動感や不安定感，非回転性めまいが誘発される[3]。治療としては，薬物治療（SSRI/SNRI），前庭リハビリテーション，認知行動療法の有効性が報告されている[3]。PPPD患者は，めまいや転倒に対する脅威，警戒，恐怖感に反応し，高リスクの姿勢制御戦略（姿勢を固める，歩幅を短くするなど）をとり，前庭よりも視覚または体性感覚に依存する[4]。「慣れの誘導」による介入は，視覚依存によって視覚に過敏になり生じた浮動感や不安定感に有効である可能性がある。また「感覚代行の誘導」には，感覚情報の再重みづけを目的としたバランス訓練があり，前庭，視覚，体性感覚の情報処理を再構築することでPPPDに有効な介入手段となりえる。

　前庭性片頭痛とPPPDは，2019年に日本めまい平衡医学会から診断基準が示されている[3,5]。本CQでは，前庭性片頭痛とPPPDに対する前庭リハビリテーションの有用性を検討する。

●解説・エビデンス

　前庭性片頭痛患者に対する前庭リハビリテーションの効果に関して，Byun, et al., 2021は，前庭性片頭痛に対する治療（薬物療法，リハビリテーション，食事療法）の効果に関するシステマティックレビューを報告している[6]。この研究では，Vitkovic, et al., 2013とSugaya, et al., 2017の2編の論文を採用し，統合したメタアナリシスの結果から前庭性片頭痛患者に対する前庭リハビリテーションが，ベースラインから短期フォローアップと長期フォローアップにかけてDHIを有意に改善させることを報告した（12週間以内SMD ＝－14.89，95%CI＝－22.87～－6.91；48名，12週間以上SMD＝－20.88，95%CI ＝－29.52～－12.24；48

名）[7,8]。しかし，Vitkovic, et al., 2013 の研究では，現在の診断基準ではなく Neuhauser, et al., 2001 の診断基準により診断されていることが懸念として挙げられる[7,9]。Sugaya, et al., 2017 の研究については，対照群に様々な前庭疾患が含まれており結果に影響を及ぼす可能性が考えられる[8]。加えて，いずれの論文も対照群との群間比較ではなくアウトカムの前後比較による効果を検討しているため，結果に対するバイアスリスクは高い。Koc and Cevizci Akkılıç, 2022 は，前庭性片頭痛患者 30 例と片頭痛のない末梢前庭障害患者 30 例に対して頭部運動訓練，慣れを誘導する訓練，バランス・歩行訓練と Computerized Dynamic Posturography を用いた前庭リハビリテーションを行い，片頭痛の有無にかかわらず両群で DHI や Vestibular Disorders Activities of Daily Living Scale（VADL）が有意に改善したことを報告した[10]。また，前庭性片頭痛患者は頭痛の頻度も改善した。Liu, et al., 2020 は，前庭性片頭痛患者 19 例に対して頭部運動訓練による前庭リハビリテーションが DHI，SF-36，Hamilton Anxiety Scale（HAMA）を有意に改善したことを報告した[11]。Balci and Akdal, 2022 は，前庭性片頭痛患者 74 例に対して，頭部運動訓練，慣れを誘導する訓練，バランス・歩行訓練による前庭リハビリテーションにより DHI，modified Clinical Test of Sensory Interaction on Balance（mCTSIB），DGI が有意に改善したことを報告した[12]。しかし，Balci and Akdal, 2022 の研究は現在の診断基準と異なる基準を採用している点に注意を要する。このように，多くの研究が前庭性片頭痛患者に対する前庭リハビリテーションは有効である可能性を示唆している。しかし，多くは観察研究であり，今後の質の高い研究が望まれる。

　PPPD 患者に対する前庭リハビリテーションの効果に関する 4 編の RCT のうち，1 編は認知行動療法を含む研究であり後述する。Nada, et al., 2019 は，PPPD 患者 60 例を前庭リハビリテーション＋プラセボ群 30 例と前庭リハビリテーション群 30 例に分け，頭部運動訓練と歩行訓練を中心に介入した[13]。頭部運動訓練は，背景をチェッカーボードや動く波に変更し慣れを誘導する訓練も含まれた。その結果，薬剤のプラセボの有無にかかわらず両群で DHI が有意に改善したことを報告した。Choi, et al., 2021 は，PPPD 患者 30 例を，頭部運動訓練＋バーチャルリアリティを用いた慣れを誘導する視運動性眼振刺激群 15 例と頭部運動訓練のみの群 15 例に分け，介入効果を検討した[14]。頭部運動訓練のみの群では VAS，DHI，ADL，TUG が介入前と比較して有意に改善したが，適応と慣れを誘導する頭部運動訓練＋視運動性眼振刺激群では ADL と TUG の改善のみであり，視運動性眼振刺激の介入による優位性は明らかにならなかった。Teh, et al., 2022 は，PPPD 患者 30 例を，自宅での前庭リハビリテーション群 15 例と病院での前庭リハビリテーション群 15 例に分け，異なる訓練方法で介入効果を検討した[15]。自宅での前庭リハビリテーションは，頭部運動訓練，日常生活に関連した動作やバランス・歩行訓練を行い，病院での前庭リハビリテーションは Cawthorne-Cooksey エクササイズを中心に行った。両群の DHI，Depression Anxiety Stress Scales-21（DASS-21），QOL の指標である EuroQol 5 dimensions（EQ-5D）の改善度が同等であることを報告した。上述の全ての RCT は対照群に対しても前庭リハビリテーションを実施している。今後は無治療群を対照とした RCT が望まれる。PPPD 患者を対象とした前

庭リハビリテーション介入の初めての報告であるThompson, et al., 2015のケースシリーズでは，前庭リハビリテーションを1回以上受けたPPPD患者26例に電話による追跡調査を実施した[16]。前庭リハビリテーションは，頭部運動訓練，動作や姿勢，視覚刺激より生じるめまいに対する慣れを誘導する訓練，バランス・歩行訓練で構成された。その結果，26例中14例の患者に前庭リハビリテーションの有効性が認められた。Eldøen, et al., 2021は，頭部運動訓練，慣れを誘導する訓練，バランス・歩行訓練を中心とした6週間のweb上の前庭リハビリテーションを終えたPPPD患者9例において，Vertigo Symptom Scale（VSS）が平均6.9点改善したことを報告した[17]。Mempouo, et al., 2021は，PPPD患者100例に対して，慣れを誘導することを目的とした縞模様の壁紙での頭部運動訓練や視運動性眼振刺激での前庭リハビリテーションに加え，めまいが生じやすいショッピングセンターやエスカレーターなどの映像をバーチャルリアリティで提供する前庭リハビリテーションを実施し，その有効性を検討した[18]。その結果，DHI，Situational Characteristic Questionnaire（SCQ），過換気症候群の指標であるNijmegen Questionnaireが有意に改善したことを報告した。このように多くの研究が，PPPD患者に対する前庭リハビリテーションは有効である可能性を示唆している。しかし，RCTでは無治療など適切な対照群が設定されておらず，その他の研究はケースシリーズであるため，バイアスリスクは高く，今後の質の高い研究が必要である。

　近年，認知行動療法と前庭リハビリテーションを組み合わせた研究が報告されている。Herdman, et al., 2022は，PPPD患者を対象に認知行動療法に基づく前庭リハビリテーション（cognitive-behavioural therapy informed vestibular rehabilitation：INVEST）と通常の前庭リハビリテーションを比較し，INVESTがDHI，Brief Illness Perception Questionnaire（B-IPQ），Cognitive and Behavioural Responses to Symptoms Questionnaire（CBRQ）の改善においてSMDで小〜中程度の効果量があったことを報告している[19]。Kuwabara, et al., 2020は，27例のPPPD患者に対するアクセプタンス＆コミットメント・セラピーと前庭リハビリテーションによりVSS，DHI，HADS，Acceptance and Action Questionnaire-II（AAQ-II），Five Facet Mindfulness Questionnaire（FFMQ）が有意に改善したことを報告した[20]。アクセプタンス＆コミットメント・セラピーは，症状の不快感や苦痛を回避するのではなく，症状を受容することで心理的柔軟性を高めることを目的として，患者の生活に意味・活力・価値をもたらす活動を試みる行動療法である。多くの要因が影響するPPPD患者においては，多面的なアプローチにより症状が改善する可能性がある。

益と害のバランス

　患者が受ける利益：めまい症状，バランスや歩行障害の改善。
　患者が受ける害：転倒。
　益と害のバランス：適切な管理により益は害より大きい。

文献の採用方法

　文献検索には，PubMed，Cochrane Library，医学中央雑誌を用いて実施した。PubMedでは，「vestibular migraine」，「persistent postural perceptual dizziness」，「rehabilitation」，「exercise」，「physical stimulation」，「exercise therapy」，「exercise movement techniques」をキーワードとして組み合わせて検索した。研究デザインや論文形式による絞り込みは行っていない。Cochrane Libraryでは，同じ検索式でシステマティックレビューを検索した。医学中央雑誌では，「前庭性片頭痛」，「持続性知覚性姿勢誘発めまい」，「平衡訓練」，「前庭リハビリテーション」，「エクササイズ」をキーワードとして組み合わせて検索した。その結果，英語文献では57編を抽出した。和文文献では会議録を除く11編を抽出した。それらの中からメタアナリシス1編，RCT 4編，観察研究9編を抽出して全文を読み，推奨の判定に14編を採用した。

推奨の判定に用いた文献

6) Byun, et al., 2021, 7) Vitkovic, et al., 2013, 8) Sugaya, et al., 2017, 10) Koc, Cevizci Akkılıc, 2022, 11) Liu, et al., 2020, 12) Balci, Akdal, 2022, 13) Nada, et al., 2019, 14) Choi, et al., 2021, 15) Teh, et al., 2022, 16) Thompson, et al., 2015, 17) Eldøen, et al., 2021, 18) Mempouo, et al., 2021, 19) Herdman, et al., 2022, 20) Kuwabara, et al., 2020.

参考文献

1) Dunlap PM, Holmberg JM, Whitney SL：Vestibular rehabilitation：advances in peripheral and central vestibular disorders. Curr Opin Neurol 32：137–144, 2019.
2) Alghadir AH, Anwer S：Effects of vestibular rehabilitation in the management of a vestibular migraine：A Review. Front Neurol 9：440, 2018.
3) 一般社団法人日本めまい平衡医学会 診断基準化委員会，担当理事：池園哲郎，堀井新，委員長：今井貴夫，副委員長：中村正，委員：渡辺行雄，重野浩一郎，高橋幸治，浅井正嗣，山本昌彦，武井泰彦，池田卓生，橋本誠：持続性知覚性姿勢誘発めまい（Persistent Postural–Perceptual Dizziness：PPPD）の診断基準（Barany Society：J Vestib Res 27：191–208, 2017）. Equilibrium Res 78：228–229, 2019.
4) Popkirov S, Staab JP, Stone J：Persistent postural–perceptual dizziness (PPPD)：a common, characteristic and treatable cause of chronic dizziness. Pract Neurol 18：5–13, 2018.
5) 五島史行，室伏利久，一般社団法人日本めまい平衡医学会 診断基準化委員会，担当理事：池園哲郎，堀井新，委員長：今井貴夫，副委員長：中村正，委員：渡辺行雄，重野浩一郎，高橋幸治，浅井正嗣，山本昌彦，武井泰彦，池田卓生，橋本誠：前庭性片頭痛（Vestibular Migraine）の診断基準（Barany Society：J Vestib Res 22：167–172, 2012）. Equilibrium Res 78：230–231, 2019.
6) Byun YJ, Levy DA, Nguyen SA, Brennan E, Rizk H：Treatment of vestibular migraine：A systematic review and meta–analysis. Laryngoscope 131：186–194, 2021.
7) Vitkovic J, Winoto A, Rance G, Dowell R, Paine M：Vestibular rehabilitation outcomes in patients with and without vestibular migraine. J Neurol 260：3039–3048, 2013.
8) Sugaya N, Arai M, Goto F：Is the headache in patients with vestibular migraine attenuated by vestibular rehabilitation? Front Neurol 8：124, 2017.
9) Neuhauser H, Leopold M, von Brevern M, Arnold G, Lempert T：The interrelations of migraine, vertigo, and migrainous vertigo. Neurology 56：436–441, 2001.
10) Koc A, Cevizci Akkılıc E：Effects of vestibular rehabilitation in the management of patients with and without vestibular migraine. Braz J Otorhinolaryngol 88 Suppl 3：S25–33, 2022.
11) Liu L, Hu X, Zhang Y, Pan Q, Zhan Q, Tan G, Wang K, Zhou J：Effect of vestibular rehabilitation on spon-

taneous brain activity in patients with vestibular migraine：A resting-state functional magnetic resonance imaging study. Front Hum Neurosci 14：227, 2020.

12）Balci B, Akdal G：Outcome of vestibular rehabilitation in vestibular migraine. J Neurol 269：6246-6253, 2022.

13）Nada EH, Ibraheem OA, Hassaan MR：Vestibular rehabilitation therapy outcomes in patients with persistent postural-perceptual dizziness. Ann Otol Rhinol Laryngol 128：323-329, 2019.

14）Choi SY, Choi JH, Oh EH, Oh SJ, Choi KD：Effect of vestibular exercise and optokinetic stimulation using virtual reality in persistent postural-perceptual dizziness. Sci Rep 11：14437, 2021.

15）Teh CS, Abdullah NA, Kamaruddin NR, Mohd Judi KB, Fadzilah I, Zainun Z, Prepageran N：Home-based vestibular rehabilitation：A feasible and effective therapy for persistent postural perceptual dizziness（A Pilot Study）. Ann Otol Rhinol Laryngol：34894221111408, 2022.

16）Thompson KJ, Goetting JC, Staab JP, Shepard NT：Retrospective review and telephone follow-up to evaluate a physical therapy protocol for treating persistent postural-perceptual dizziness：A pilot study. J Vestib Res 25：97-103；quiz 103-104, 2015.

17）Eldøen G, Kvalheim SE, Thesen T, Mygland Å, Ljøstad U, Bakke S, Holo MH, Løge I, Jonsbu E：Web-based vestibular rehabilitation in persistent postural-perceptual dizziness. Brain Behav 11：e2346, 2021.

18）Mempouo E, Lau K, Green F, Bowes C, Ray J：Customised vestibular rehabilitation with the addition of virtual reality based therapy in the management of persistent postural-perceptual dizziness. J Laryngol Otol 135：887-891, 2021.

19）Herdman D, Norton S, Murdin L, Frost K, Pavlou M, Moss-Morris R：The INVEST trial：a randomised feasibility trial of psychologically informed vestibular rehabilitation versus current gold standard physiotherapy for people with Persistent Postural Perceptual Dizziness. J Neurol 269：4753-4763, 2022.

20）Kuwabara J, Kondo M, Kabaya K, Watanabe W, Shiraishi N, Sakai M, Toshishige Y, Ino K, Nakayama M, Iwasaki S, Akechi T：Acceptance and commitment therapy combined with vestibular rehabilitation for persistent postural-perceptual dizziness：A pilot study. Am J Otolaryngol 41：102609, 2020.

第4章　クリニカルクエスチョン Clinical Question（CQ）

CQ 6 理学療法士の介入とホームエクササイズを併用した前庭リハビリテーションは有用か？

●推奨

　理学療法士の介入とホームエクササイズを併用した前庭リハビリテーションは，末梢前庭障害によるめまい症状，バランスや歩行障害の改善に効果が得られる根拠のレベルが高く，行うことを非常に強く推奨する。

【推奨の強さ：1，合意率：100%，エビデンスレベル：A】

●背景・目的

　米国では前庭リハビリテーションを専門職とする理学療法士が存在する。約1,700名が前庭リハビリテーションSpecial Interest Group（SIG）に登録され，多くの医療現場でリハビリテーションが実施されている[1]。ホームエクササイズのアドヒアランスに関する疾患横断的なシステマティックレビューでは理学療法士によるサポートはホームエクササイズのアドヒアランスを高める効果があることが報告されている[2]。

　本CQでは，末梢前庭障害にリハビリテーション専門職の介入とホームエクササイズを併用した前庭リハビリテーションは有用かを検討する。

●解説・エビデンス

　末梢前庭障害に対する監督指導下の前庭リハビリテーションの効果に関するRCTのシステマティックレビューが行われている。Lilios, et al., 2021 は，理学療法士の監督指導下の前庭リハビリテーションと，ホームエクササイズのみの前庭リハビリテーション，または介入を行わなかった群を対照群として比較した6件のRCTをレビューしている[3]。このうち5つのRCTで，急性期または慢性期の末梢前庭障害に対して，監督指導下の前庭リハビリテーションはホームエクササイズのみと比較して，めまい症状および客観的指標を有意に改善させることが示されている。介入期間は3.5週〜12カ月間と報告により幅はあるが，監督指導下の前庭リハビリテーションはVASとDHIを有意に改善させる効果が報告されている。また，重心動揺検査とDGI，FGAがホームエクササイズのみと比べて改善することが示されている。このシステマティックレビューで取り上げられたPavlou, et al., 2013 では，慢性期の末梢前庭障害患者に対して方法が異なる監督指導下の前庭リハビリテーションおよびホームエクササイズを8週間実施した2群と，8週間ホームエクササイズのみを実施した群の3群を比較した[4]。その結果，監督指導下の前庭リハビリテーションの2群のみ感覚統合機能テスト（Sensory Organization Test：SOT）およびFGA，抑うつと不安のアンケート結果が改善した。また，ホームエクササイズのみの群ではドロップアウト率が55％と高値であったが，監督指導下の2群ではドロップアウト率が10％であり，ホームエクササイズのアドヒアランスが高かった。しかし，Kammerlind, et al., 2005 では，急性期の一側末梢前庭障害患

者を対象にした際に，VASと温度刺激検査の左右差，バランス機能の改善に監督指導下の前庭リハビリテーションの効果を認めなかった[5]。その結果，このシステマティックレビューでは，末梢前庭障害に対する理学療法士の監督指導下の前庭リハビリテーションは，ホームエクササイズのみと比較して統計的に有意な改善をもたらすという弱いエビデンスが示されたと結論している。

　Smółka, et al., 2020 のRCTでは，慢性期の一側末梢前庭障害患者において，監督指導下の前庭リハビリテーションとホームエクササイズのみの前庭リハビリテーションを比較検討した[6]。介入群19例は，理学療法士と臨床医の監督指導のもと，カスタマイズされたグループリハビリテーション（一般的なコンディショニング運動，頭部運動訓練，バランス・歩行訓練，視覚フィードバックバランス訓練など）を週1回，90分間，6週間にわたって実施した。対照群24例は，自宅でCawthorne-Cookseyエクササイズとバランス訓練を1日2回，15分間，6週間行った。両群いずれもVASとDHIで有意な改善を示したが，介入群の方がより大きな改善を示した。また，TUGは両群とも改善したが，介入群のみBerg Balance Scale（BBS）とDGIで有意な改善を示した。また，Shiozaki, et al., 2021 は，慢性期の一側末梢前庭障害患者に対して，週1回6カ月間の理学療法士による監督指導下にホームエクササイズを併用して行う前庭リハビリテーションと，耳鼻咽喉科医と理学療法士による2カ月に1回の生活指導の効果を比較したRCTを報告している[7]。前者の週1回6カ月間の理学療法士による監督指導下の前庭リハビリテーションでは，めまい症状の改善および日常生活における身体活動量を増加させる効果を認めた。

　Kao, et al., 2010 は，両側末梢前庭障害患者19例，一側末梢前庭障害患者19例を含む慢性めまい41症例に対して，同じ前庭リハビリテーション・プログラムを，理学療法士の監督指導下で行う群とホームエクササイズのみを行う群で効果に違いがあるかを検証している[8]。対象者はどちらの群に属するか自己選択し，28人が監督指導下の前庭リハビリテーション，13人がホームエクササイズのみを選択した。両群ともにDHIは改善したが監督指導下の前庭リハビリテーションを行った群の改善量は多く，TUGとDGIの動的平衡機能や歩行の指標では監督指導下の前庭リハビリテーションのみ改善がみられた。理学療法士の指導による効果を裏付ける結果となった。

　質の高い研究は少ないものの，様々な報告で末梢前庭障害に理学療法士の介入が有効であるとしている。

益と害のバランス

　患者が受ける利益：めまい症状，バランスや歩行障害の改善。

　患者が受ける害：転倒。

　益と害のバランス：適切な管理により益は害より大きい。

第4章　クリニカルクエスチョン Clinical Question（CQ）

文献の採用方法

　文献検索には，PubMed，Cochrane Library，医学中央雑誌を用いて実施した。PubMed
では，「peripheral vestibular disorder」，「vestibular hypofunction」，「peripheral vertigo」，
「vestibular neuritis」，「vestibular loss」，「vestibular dysfunction」，「vestibular deficit」，「ves-
tibular disease」，「vestibular impairment」，「inner ear disease」，「rehabilitation」，「exer-
cise」，「physical stimulation」，「exercise therapy」，「exercise movement techniques」，「su-
pervised」，「physical therapist」，「physiotherapist」をキーワードとして組み合わせて検索し
た。研究デザインや論文形式による絞り込みは行っていない。Cochrane Libraryでは，同じ
検索式でシステマティックレビューを検索した。医学中央雑誌では，「末梢前庭障害」，「前
庭機能低下」，「末梢性めまい」，「内耳性めまい」，「前庭神経炎」，「めまい」，「平衡訓練」，
「前庭リハビリテーション」，「エクササイズ」，「監督下」，「理学療法士」をキーワードとし
て組み合わせて検索した。その結果，英語文献では35編を抽出した。和文文献では会議録
を除く26編を抽出した。それらの中からシステマティックレビュー1編，RCT 4編，非ラン
ダム化比較試験1編を抽出し全文を読み，推奨の判定に6編を採用した。

推奨の判定に用いた文献

　3) Lilios, et al., 2021, 4) Pavlou, et al., 2013, 5) Kammerlind, et al., 2005, 6) Smółka, et al.,
2020, 7) Shiozaki, et al., 2021, 8) Kao, et al., 2010.

参考文献

1) 加藤巧，伏木宏彰：米国における前庭系リハビリテーションと理学療法士の関わり．Equilibrium Res
　76：79-83, 2017.
2) Essery R, Geraghty AW, Kirby S, Yardley L：Predictors of adherence to home-based physical therapies：a
　systematic review. Disabil Rehabil 39：519-534, 2017.
3) Lilios A, Chimona T, Nikitas C, Papadakis C, Chatziioannou I, Skoulakis C：The Effect of supervision in
　vestibular rehabilitation in patients with acute or chronic unilateral vestibular dysfunction：A systematic
　review. Otol Neurotol 42：e1422-e1431, 2021.
4) Pavlou M, Bronstein AM, Davies RA：Randomized trial of supervised versus unsupervised optokinetic ex-
　ercise in persons with peripheral vestibular disorders. Neurorehabil Neural Repair 27：208-218, 2013.
5) Kammerlind AS, Ledin TE, Odkvist LM, Skargren EI：Effects of home training and additional physical
　therapy on recovery after acute unilateral vestibular loss--a randomized study. Clin Rehabil 19：54-62,
　2005.
6) Smółka W, Smółka K, Markowski J, Pilch J, Piotrowska-Seweryn A, Zwierzchowska A：The efficacy of
　vestibular rehabilitation in patients with chronic unilateral vestibular dysfunction. Int J Occup Med Environ
　Health 33：273-282, 2020.
7) Shiozaki T, Ito T, Wada Y, Yamanaka T, Kitahara T：Effects of vestibular rehabilitation on physical activity
　and subjective dizziness in patients with chronic peripheral vestibular disorders：A six-month randomized
　trial. Front Neurol 12：656157, 2021.
8) Kao CL, Chen LK, Chern CM, Hsu LC, Chen CC, Hwang SJ：Rehabilitation outcome in home-based ver-
　sus supervised exercise programs for chronically dizzy patients. Arch Gerontol Geriatr 51：264-267, 2010.

CQ7　ホームエクササイズのみによる前庭リハビリテーションは有用か？

● 推奨

　ホームエクササイズのみによる前庭リハビリテーションは，末梢前庭障害によるめまい症状，バランスや歩行障害の改善に効果が得られる根拠のレベルが十分ではないことを理解したうえで，行うことを強く推奨する。

【推奨の強さ：1，合意率：100%，エビデンスレベル：B】

● 背景・目的

　本邦では慢性期の末梢前庭障害に対して，外来での訓練指導，冊子を配布してのホームエクササイズ，集団での訓練指導などの，様々な形態で医師主導のもと前庭リハビリテーションが行われてきた。

　日本めまい平衡医学会によるめまい相談医541名に対するアンケート調査（237/541, 回答率43.8%）では，めまい相談医が常勤する施設での前庭リハビリテーションの実施率は約9割であるが，その90％以上が医師による実施であった[1]。前庭リハビリテーションの継続に関する報告では，患者の継続率は医師による説明のみでは54％，サポートなしに冊子を渡すのみでは37.5%と実施率が低く，治療効果が低くなる可能性が述べられている[2,3]。

　本CQでは，末梢前庭障害にホームエクササイズのみによる前庭リハビリテーションは有用かを検討する。

● 解説・エビデンス

　一側末梢前庭障害に対する前庭リハビリテーションの効果に関するRCTのシステマティックレビューが行われている[4]。レビューで取り上げられたYardley et al., 2004 では，慢性期の末梢前庭障害患者を対象として，冊子を用いたホームエクササイズを実施する群83例，通常の治療を実施する群87例に分けて3カ月後，6カ月後の治療効果を比較した[5]。3カ月後，6カ月後ともにホームエクササイズを実施した群では通常治療の群と比較してVertigo Symptom Scale（VSS），頭部運動によるめまいの誘発，DHI，重心動揺検査が有意に改善した。自己申告によるアドヒアランスは1週間では71％，9週間または症状が消失するまで継続したのは55％にとどまった。Yardley and Kirby, 2006 では，間歇期のメニエール病患者120例に対して冊子を用いた3カ月間のホームエクササイズを実施し，無治療の対照群120例と比べてめまい症状の評価であるVSS，DHIが改善したと報告している[3]。ホームエクササイズのアドヒアランスは37.5％と低値ではあったが，アドヒアランスの高い症例ではホームエクササイズを行った群の中でさらに治療効果が高かった。Yardley, et al., 2012 では，慢性期の末梢前庭障害患者を通常の治療群112例，冊子を用いたホームエクササイズ群113例，冊子を用いたホームエクササイズに電話でのサポートを加えた群112例に分けて3カ月間の介入と1年間のフォローアップを行った[6]。その結果，1年後には介入を行った2

群ともにめまい症状が有意に改善した。全てのエクササイズを行った割合は，電話サポートを行わなかった群では34％，電話サポートを行った群では44％で，差はみられなかった。

その他のRCTで，Ismail, et al., 2018 では急性期の前庭神経炎患者に対してホームエクササイズ群20例，ステロイド治療群20例，ホームエクササイズとステロイド治療群20例で治療効果を検討した[7]。3群いずれもDHI，温度刺激検査，VEMPは改善したが，3群間に治療効果に差がなかったことを報告した。急性期ではホームエクササイズによる効果は乏しいことが示された。

本邦の報告では，五島ら，2011 は慢性期の一側末梢前庭障害患者14例に対して，めまいの病態や前庭リハビリテーションの意義，訓練方法を指導し4カ月間のホームエクササイズを実施した[8]。前庭リハビリテーションを実施していない期間の症例と比較した結果，ホームエクササイズを実施した群のみ4カ月後のDHIが有意に改善したと報告している。継続してエクササイズ，評価が行えたのは10例（71.4％）であった。五島ら，2013では，慢性期の一側および両側末梢前庭障害患者16例を対象に3カ月間の前向き介入研究を実施し，DHIや重心動揺検査の改善を認めた[9]。全ての介入および評価が行えたのは15例（93.8％）であった。加茂ら，2019では，一側末梢前庭障害患者17例を含む慢性めまい20症例に対して，4週間のホームエクササイズを実施した群10例と，ホームエクササイズに理学療法士による週1回の個別リハビリテーションを加えた群10例を比較した[10]。理学療法士による個別リハビリテーションを加えた群のみDHI，DGI，FGAは改善し，ホームエクササイズのみでは改善を認めなかった。

近年では様々なテクノロジーを用いたホームエクササイズが開発されており，2編のRCTにて有効性が検証されている。Geraghty, et al., 2017 では，慢性期のめまい患者を対象に，インターネットを利用したホームエクササイズ群160例は通常の治療群136例と比較して，3カ月後，6カ月後のVSS，DHIが有意に改善したことを報告している[11]。3カ月後の継続率は76.8％，6カ月後の継続率は70.0％と高い値を示した。Smaerup, et al., 2015 では，慢性期の末梢前庭障害患者を対象にコンピューターを用いたホームエクササイズ群30例と冊子を用いたホームエクササイズ群30例を比較した[12]。その結果，4カ月間の介入で両群ともにDHIやDGI，立ち上がりテストで改善を認めたが2群間での差はなく，ホームエクササイズの効果はあるが，方法に差がないことが述べられている。コンピューターを用いたホームエクササイズの継続率は57％であり，2カ月程経過すると継続が困難になる症例が増えることが示された。

ホームエクササイズによる前庭リハビリテーションに関しては多くの報告はあるが，ホームエクササイズの効果を見ることを目的としたメタアナリシスは報告されていない。めまい症状およびバランス・歩行能力の改善効果は示されているものの，アドヒアランス向上や訓練量に関する課題が残る。医療コストの削減のためにも，情報通信技術を活用したホームエクササイズのアドヒアランスを高める研究成果が蓄積されることが望まれる。

益と害のバランス

患者が受ける利益：めまい症状，バランスや歩行障害の改善。

患者が受ける害：転倒。

益と害のバランス：適切な管理により益は害より大きい。

文献の採用方法

　文献検索には，PubMed，Cochrane Library，医学中央雑誌を用いて実施した。PubMedでは，「peripheral vestibular disorder」，「vestibular hypofunction」，「peripheral vertigo」，「vestibular neuritis」，「vestibular loss」，「vestibular dysfunction」，「vestibular deficit」，「vestibular disease」，「vestibular impairment」，「inner ear disease」，「rehabilitation」，「exercise」，「physical stimulation」，「exercise therapy」，「exercise movement techniques」をキーワードとして組み合わせて検索した。研究デザインや論文形式による絞り込みは行っていない。Cochrane Libraryでは，同じ検索式でシステマティックレビューを検索した。医学中央雑誌では，「末梢前庭障害」，「前庭機能低下」，「末梢性めまい」，「内耳性めまい」，「前庭神経炎」，「めまい」，「平衡訓練」，「リハビリテーション」，「エクササイズ」，「理学療法」をキーワードとして組み合わせて検索した。その結果，英語文献では487編を抽出した。和文文献では会議録を除く105編を抽出した。それらの中からシステマティックレビュー1編，RCT 6編を抽出した。それ以外に，ガイドライン作成上必要と判断した観察研究3編を手作業による検索により追加して全文を読み，推奨の判定に10編を採用した。

推奨の判定に用いた文献

3）Yardley, Kirby, 2006, 4）McDonnell, Hillier, 2015, 5）Yardley, et al., 2004, 6）Yardley, et al., 2012, 7）Ismail, et al., 2018, 8）五島，他，2011, 9）五島，他，2013, 10）加茂，他，2019, 11）Geraghty, et al., 2017, 12）Smaerup, et al., 2015.

参考文献

1）一般社団法人日本めまい平衡医学会　学会のあり方委員会：めまい平衡リハビリテーションの実態に関するアンケート調査. Equilibrium Res 77：43–46, 2018.
2）君付隆，清水謙祐，小宗静男：めまい患者に対する平衡訓練の効果. 耳鼻と臨床 52：330–337, 2006.
3）Yardley L, Kirby S：Evaluation of booklet–based self–management of symptoms in Meniere disease：a randomized controlled trial. Psychosom Med 68：762–769, 2006.
4）McDonnell MN, Hillier SL：Vestibular rehabilitation for unilateral peripheral vestibular dysfunction. Cochrane Database Syst Rev. 1：CD005397, 2015.
5）Yardley L, Donovan–Hall M, Smith HE, Walsh BM, Mullee M, Bronstein AM：Effectiveness of primary care–based vestibular rehabilitation for chronic dizziness. Ann Intern Med 141：598–605, 2004.
6）Yardley L, Barker F, Muller I, Turner D, Kirby S, Mullee M, Morris A, Little P：Clinical and cost effectiveness of booklet based vestibular rehabilitation for chronic dizziness in primary care：single blind, parallel group, pragmatic, randomised controlled trial. BMJ 344：e2237, 2012.
7）Ismail EI, Morgan AE, Abdel Rahman AM：Corticosteroids versus vestibular rehabilitation in long–term outcomes in vestibular neuritis. J Vestib Res 28：417–424, 2018.

第4章　クリニカルクエスチョンClinical Question（CQ）

8）五島史之, 堤知子, 新井基洋, 小川郁：慢性期めまいの外来リハビリテーションとその治療効果. 耳鼻咽喉科臨床 104：681-687, 2011.

9）五島史之, 新井基洋, 小川郁：慢性めまい患者に対する外来リハビリテーションの治療効果. 日本耳鼻咽喉科学会会報 116：1016-1023, 2013.

10）加茂智彦, 荻原啓文, 田中亮造, 遠藤まゆみ, 角田玲子, 伏木宏彰：慢性めまいに対する理学療法士による個別リハビリテーションの効果. 理学療法学 46：242-249, 2019.

11）Geraghty AWA, Essery R, Kirby S, Stuart B, Turner D, Little P, Bronstein A, Andersson G, Carlbring P, Yardley L：Internet-based vestibular rehabilitation for older adults with chronic dizziness：A randomized controlled trial in primary care. Ann Fam Med 15：209-216, 2017.

12）Smaerup M, Grönvall E, Larsen SB, Laessoe U, Henriksen JJ, Damsgaard EM：Computer-assisted training as a complement in rehabilitation of patients with chronic vestibular dizziness–a randomized controlled trial. Arch Phys Med Rehabil 96：395-401, 2015.

CQ 8 前庭リハビリテーションにはどの程度の訓練回数，時間，期間が必要か？

●推奨

1. 急性期・亜急性期の末梢前庭障害

　CQ3（p.45）で急性期・亜急性期の末梢前庭障害に対して前庭リハビリテーションを行うことを強く推奨した。訓練量に関しては，リハビリテーション専門職による適切な指導のもと，1日3〜5回の頻度，1日あたりの訓練時間は20分以上（20〜40分）を目標とし，4週以上（1〜2カ月）の訓練量を推奨する。急性期に実施する際は，悪心・嘔吐や転倒に注意する。

【推奨の強さ：1，合意率：82%，エビデンスレベル：C】

2. 慢性期の一側末梢前庭障害

　CQ1（p.38）で慢性期の一側末梢前庭障害に対して前庭リハビリテーションを行うことを非常に強く推奨した。訓練量に関しては，リハビリテーション専門職による適切な指導のもと，1日3〜5回の頻度，1日あたりの訓練時間は20分から開始して30分以上（20〜40分）を目標とし，4週以上（1〜2カ月）の訓練量を推奨する。

【推奨の強さ：1，合意率：100%，エビデンスレベル：C】

3. 慢性期の両側末梢前庭障害

　CQ2（p.42）で慢性期の両側末梢前庭障害に対して前庭リハビリテーションを行うことを強く推奨した。訓練量に関しては，リハビリテーション専門職による適切な指導のもと，1日3〜5回の頻度，1日あたりの訓練時間は20分から開始して40分以上（40〜60分）を目標とし，6週以上（1〜2カ月）の訓練量を推奨する。

【推奨の強さ：1，合意率：82%，エビデンスレベル：C】

●背景・目的

　CQ6（p.58）では，リハビリテーション専門職の介入とホームエクササイズを併用した前庭リハビリテーションは，末梢前庭障害によるめまい症状，バランスや歩行障害の改善に効果が得られるため，行うことを非常に強く推奨した。

　本CQでは，急性期・亜急性期の末梢前庭障害，慢性期の一側末梢前庭障害，両側末梢前庭障害にどの程度ホームエクササイズを行うべきか，1日の訓練回数，時間，期間について検討する。

●解説・エビデンス

　一側末梢前庭障害に対する前庭リハビリテーションのRCTや観察研究が，これまでいくつか報告されている。

表4-1　採用された論文の一覧：急性期・亜急性期の末梢前庭障害および慢性期の一側末梢前庭障害

著者	年	研究デザイン	症例数	病期	訓練期間	訓練プログラム	1日の訓練回数	1日あたりの訓練時間	訓練効果
Vereeck L, et al.	2008	RCT	15（術後）	急性期・亜急性期	12週間	最初の1週間は頭部を動かしながらの歩行指導，トレッドミル，1～12週はホームエクササイズを毎日	3回	30分	立位バランス，タンデム歩行，TUGが改善
Navari E, et al.	2018	観察	30	急性期・亜急性期	10±2週間	週1回の病院での訓練とホームエクササイズを毎日	4～5回	30分	DHI，前庭動眼反射の利得が改善
Millar JL, et al.	2020	観察	19（術後）	急性期・亜急性期	5週間	ホームエクササイズを毎日	3回	27分	DHI，ABC scale，歩行速度，TUG，DGIが改善
Herdman SJ, et al.	2003	RCT	13	慢性期	4～5週間	週1回のクリニックでの訓練とホームエクササイズを毎日	頭部運動訓練：4～5回（症状が強い場合3回から）+バランス・歩行訓練	頭部運動訓練：20～30分，バランス・歩行訓練：20分	DVAが改善
Giray M, et al.	2009	RCT	20	慢性期	4週間	週2回の病院での訓練とホームエクササイズを毎日	2回	30～40分	VAS，DHI，BBS，CTSIBが改善
Kao CL, et al.	2010	観察	13	慢性期	2カ月	ホームエクササイズ（頭部運動訓練，バランス・歩行訓練）	3回	30分	両群ともにDHI，TUG，DGIなどが改善
Herdman SJ, et al.	2012	観察	209	慢性期	4～6週間	週1回の理学療法士によるメニューの見直しとホームエクササイズを毎日（頭部運動訓練，バランス・歩行訓練）	3～5回	60～70分	VAS，ABC scale，DVA，歩行速度，DGIが改善
Meldrum D, et al.	2015	RCT	36	慢性期	6週間	週1回のクリニックでの訓練とホームエクササイズ	頭部運動訓練：5回，バランス訓練：1回	頭部運動訓練：段階的に20～35分，バランス訓練：15分，歩行訓練：段階的に5～30分	両群で訓練後にDVA，SOT，歩行速度に改善が認められたが，両群間で有意差なし
Ogihara H, et al.	2022	観察	47	慢性期	4週間	週1回のクリニックでの訓練とホームエクササイズを毎日（頭部運動訓練，バランス・歩行訓練）	3回	30分	DHI，ABC scale，TUG，DGI，FGAが改善

　急性期・亜急性期の訓練量に関してRCT 1編，観察研究2編を採用した（表4-1）。Vereeck, et al., 2008のRCTでは，50歳以上の聴神経腫瘍切除後の患者15例に対して，最初の1週間は頭部を動かしながらの歩行訓練の指導，トレッドミル，術後1～12週はホームエクササイズを毎日実施した[1]。1日の訓練回数は3回，1日あたりの訓練時間は30分であった。通常の治療群と比較して立位バランス，タンデム歩行，TUGが有意に改善したと報告している。Millar, et al., 2020は，聴神経腫瘍術後6週間以内の患者を対象とした観察研究にて，1日の訓練回数は3回，合計で27分の運動を毎日5週間実施した[2]。その結果，DHI，ABC scale，歩行速度，TUG，DGIが有意に改善したと報告している。Navari, et al., 2018は，急性期の前庭神経炎患者を対象とした観察研究にて，週1回の病院での訓練とホームエクササイズを毎日10±2週間実施した[3]。1日の訓練回数は4～5回，1日あたりの訓練時間は30分であった。その結果，DHI，前庭動眼反射の利得が改善したと報告している。

　慢性期の一側末梢前庭障害に対する訓練に関してRCT 3編，観察研究3編を採用した（表4-1）。Giray, et al., 2009のRCTでは，介入群20例は週2回の病院での訓練とホームエクササイズを毎日，4週間実施した[4]。1日の訓練回数は2回，1日あたりの訓練時間は30～40分であった。対照群22例と比較して，VAS，DHI，Berg Balance Scale（BBS），Clinical Test of Sensory Interaction on Balance（CTSIB）に有意な改善が認められた。Herdman, et al., 2003 のRCTでは，介入群 13 例は週 1 回のクリニックでの訓練とホームエクササイズを毎日，4〜5 週間実施した[5]。1 日の訓練回数は 3〜5 回，1 日あたりの訓練時間は 40〜50 分であった。対照群は，頭部を固定したまま視線を動かすsaccade とバランス・歩行訓練を毎日実施した。介入群は対照群 8 例と比較して，Dynamic Visual Acuity（DVA）に改善が認められた。Meldrum, et al., 2015 のRCTでは，両群ともに，週 1 回のクリニックでの訓練とホームエクササイズを週 5 回，6 週間実施した[6]。1 日の訓練回数は 5 回，1 日あたりの訓練時間は 40 分から段階的に行われた。バランス訓練は，介入群ではバーチャルリアリティを用いるリハビリテーション（任天堂Wii Fit バランスボード®），対照群では従来型のバランストレーニングが行われた。両群とも DVA，感覚統合機能テスト（Sensory Organization Test：SOT），歩行速度が有意に改善し，両群間で差は認められなかった。Kao, et al., 2010 の観察研究では，理学療法士による訓練を週 3 回，1 日あたりの訓練時間 30 分実施した群と，1 日の訓練回数は 3 回，1 日あたりの訓練時間 30 分のホームエクササイズを実施した群の比較を行った[7]。両群ともに介入後 VAS，DHI，ABC scale，DVA，歩行速度，TUG，DGI が改善したと報告している。Herdman, et al., 2012 の観察研究では，週 1 回の理学療法士によるメニューの見直しとホームエクササイズを毎日，4〜6 週間実施した[8]。1 日の訓練回数は 3〜5 回，1 日あたりの訓練時間は 60〜70 分であった。VAS，ABC scale，DVA，歩行速度，DGI が改善したと報告した。Ogihara, et al., 2022 の観察研究では，週 1 回のクリニックでの訓練とホームエクササイズを毎日，4 週間実施した[9]。1 日の訓練回数は 3 回，1 日あたりの訓練時間は 30 分であった。その結果，DHI，ABC scale，TUG，DGI，FGA が改善したと報告している。

　慢性期の両側末梢前庭障害に対する前庭リハビリテーションに関する有効性について，RCTや観察研究が報告されている。訓練量に関して RCT 3 編，クロスオーバー 1 編，観察研究 2 編を採用した（**表 4-2**）。Herdman, et al., 2007 のRCTでは，介入群 8 例は週 1 回のクリニックでの訓練とホームエクササイズを毎日，6 週間実施した[10]。1 日の訓練回数は 3〜5 回，1 日あたりの頭部運動訓練時間は 20〜40 分，バランス・歩行訓練時間は 20 分であった。頭部を固定したまま視線を動かすsaccade 訓練とバランス・歩行訓練を行った対照群 5 例と比較して，DVA に有意な改善が認められたと報告している。Krebs, et al., 2003 は，両側末梢前庭障害患者 53 例と一側末梢前庭障害患者 33 例に対して前庭リハビリテーションに関する RCTを行い，介入群と対照群に無作為に振り分けた[11]。介入群は前半の 6 週間は週 1 回の病院での訓練，後半の 6 週間はホームエクササイズで，1 日に少なくとも 1 回，週 5 回以上行うように指示した。その結果，両側末梢前庭障害患者に対する前庭リハビリテーションは，歩行機能に関して一側末梢前庭障害患者と同様に効果があると報告している。また，Krebs, et al., 1993 は，両側末梢前庭障害患者 8 例に対してRCTを行い，介入群 4 例と対照群 4 例に無作為に振り分けた[12]。介入群は前半の 8 週間は週 1 回の病院での訓練，後半の 8 週間はホームエクササイズを行った。介入群は対照群と比べて，歩行速度を含む歩行機能が改善したと

表4-2 採用された論文の一覧：慢性期の両側末梢前庭障害

著者	年	研究デザイン	症例数	訓練期間	訓練プログラム	1日の訓練回数	1日あたりの訓練時間	訓練効果
Krebs DE, et al.	1993	RCT	4	16週間	前半の8週間は週1回の病院での訓練，後半の8週間はホームエクササイズ	1〜2回	記載なし	DHI，歩行速度が改善
Krebs DE, et al.	2003	RCT	42（両側と一側を含む）	12週間	前半の6週間は週1回の病院での訓練，後半の6週間はホームエクササイズを週5回以上	少なくとも1回	記載なし	歩行速度，歩行安定性が改善
Herdman SJ, et al.	2007	RCT	8	6週間	週1回のクリニックでの訓練とホームエクササイズを毎日	頭部運動訓練：4〜5回（症状が強い場合3回から）	頭部運動訓練：20〜40分，バランス・歩行訓練：20分	DVAが改善
Herdman SJ, et al.	2015	観察	69	6.6週間	週1回のクリニックでの訓練とホームエクササイズを毎日	3〜5回	頭部運動訓練：20〜30分，バランス・歩行訓練を加えた1日の訓練：60〜70分	VAS，ABC scale，DVA，歩行速度，DGIが改善
Lehnen N, et al.	2018	クロスオーバー	2	4週間	ホームエクササイズを毎日	5回	40分	DVAが改善
Ertugrul and Emre Soylemez	2019	観察	30	6週間	記載なし	3回	10セット（1日あたりの訓練時間の記載なし）	DHIが改善

報告している。一方，DHIは両群とも前後比較で改善したが，両群間で有意差は認めなかったと報告している。Lehnen, et al., 2018のクロスオーバーケーススタディでは，1回8分間，1日の訓練回数は5回，1日あたりの訓練時間は40分，毎日，4週間の訓練を行った2例において，DVAの改善が認められた[13]。また，眼球運動のみの訓練では，DVAに変化は認められなかったと報告している。Herdman, et al., 2015の観察研究では，69例の両側末梢前庭障害患者を対象に週1回のクリニックでの訓練とホームエクササイズを毎日，平均6.6週間実施した[14]。1日の訓練回数は3〜5回，1日あたりの頭部運動訓練時間は20〜30分，バランス・歩行訓練を加えた1日あたりの訓練時間は60〜70分であった。介入前後でVAS，ABC scale，DVA，歩行速度，DGIに有意な改善が認められたと報告している。Ertugrul and Emre Soylemez, 2019は，両側末梢前庭障害患者30例と一側末梢前庭障害患者30例に対して，1日の訓練回数は3回で6週間行う前庭リハビリテーションにおいて，両群ともDHIが前庭リハビリテーション後に有意に改善し，両群間に差がなかったと報告している[15]。採用された論文をまとめると，1日の訓練回数は3〜5回が多く，1日あたりの訓練時間は，頭部運動訓練，バランス・歩行訓練を合計40分以上，多くは6週間以上行っていた。

以上，1日の訓練回数，時間，期間に関して直接比較した研究結果はないものの，1. 急性期・亜急性期の末梢前庭障害では，適切な指導のもと1日3〜5回の頻度，1日あたりの訓練時間は20分以上（20〜40分）を目標とし，4週以上（1〜2カ月）行う，2. 慢性期の一側末梢前庭障害では，適切な指導のもと1日3〜5回の頻度，1日あたりの訓練時間は20分から開始して30分以上（20〜40分）を目標とし，4週以上（1〜2カ月）行う，3. 慢性期の両側末梢前庭障害では，適切な指導のもと1日3〜5回の頻度，1日あたりの訓練時間は20分から開始して40分以上（40〜60分）を目標とし，6週以上（1〜2カ月）行うと，効果が得ら

れる可能性がある。

益と害のバランス

患者が受ける利益：めまい症状の改善や視線の安定化，バランスや歩行障害の改善。

患者が受ける害：悪心・嘔吐，転倒。

益と害のバランス：適切な管理により益は害より大きい。

文献の採用方法

　文献検索には，PubMed，Cochrane Library，医学中央雑誌を用いて実施した。PubMed では，「peripheral vestibular disorder」，「vestibular hypofunction」，「peripheral vertigo」，「vestibular neuritis」，「vestibular rehabilitation」，「vestibular therapy」，「vestibular exercise」をキーワードとして組み合わせて検索した。研究デザインや論文形式による絞り込みは行っていない。Cochrane Library では，同じ検索式でシステマティックレビューを検索した。医学中央雑誌では，「末梢前庭障害」，「前庭機能低下」，「末梢性めまい」，「内耳性めまい」，「前庭神経炎」，「平衡訓練」，「前庭リハビリテーション」，「エクササイズ」をキーワードとして組み合わせて検索した。その結果，英語文献では 706 編を抽出した。和文文献では会議録を除く 30 編を抽出した。それらの中から RCT 7 編，クロスオーバー 1 編を抽出した。それ以外に，ガイドライン作成上必要と判断した観察研究 7 編を手作業による検索により追加して全文を読み，推奨の判定に 15 編を採用した。

推奨の判定に用いた文献

1) Vereeck, et al., 2008, 2) Millar, et al., 2020, 3) Navari, et al., 2018, 4) Giray, et al., 2009, 5) Herdman, et al., 2003, 6) Meldrum, et al., 2015, 7) Kao, et al., 2010, 8) Herdman, et al., 2012, 9) Ogihara, et al., 2022, 10) Herdman, et al., 2007, 11) Krebs, et al., 2003, 12) Krebs, et al., 1993, 13) Lehnen, et al., 2018, 14) Herdman, et al., 2015, 15) Ertugrul, Emre Soylemez, 2019.

参考文献

1) Vereeck L, Wuyts FL, Truijen S, De Valck C, Van de Heyning PH：The effect of early customized vestibular rehabilitation on balance after acoustic neuroma resection. Clin Rehabil 22：698-713, 2008.

2) Millar JL, Gimmon Y, Roberts D, Schubert MC：Improvement after vestibular rehabilitation not explained by improved passive VOR gain. Front Neurol 11：79, 2020.

3) Navari E, Cerchiai N, Casani AP：Assessment of vestibulo-ocular reflex gain and catch-up saccades during vestibular rehabilitation. Otol Neurotol 39：e1111-e1117, 2018.

4) Giray M, Kirazli Y, Karapolat H, Celebisoy N, Bilgen C, Kirazli T：Short-term effects of vestibular rehabilitation in patients with chronic unilateral vestibular dysfunction：a randomized controlled study. Arch Phys Med Rehabil 90：1325-1331, 2009.

5) Herdman SJ, Schubert MC, Das VE, Tusa RJ：Recovery of dynamic visual acuity in unilateral vestibular hypofunction. Arch Otolaryngol Head Neck Surg 129：819-824, 2003.

6) Meldrum D, Herdman S, Vance R, Murray D, Malone K, Duffy D, Glennon A, McConn-Walsh R : Effectiveness of conventional versus virtual reality-based balance exercises in vestibular rehabilitation for unilateral peripheral vestibular loss : results of a randomized controlled trial. Arch Phys Med Rehabil 96 : 1319-1328, 2015.

7) Kao CL, Chen LK, Chern CM, Hsu LC, Chen CC, Hwang SJ : Rehabilitation outcome in home-based versus supervised exercise programs for chronically dizzy patients. Arch Gerontol Geriatr 51 : 264-267, 2010.

8) Herdman SJ, Hall CD, Delaune W : Variables associated with outcome in patients with unilateral vestibular hypofunction. Neurorehabil Neural Repair 26 : 151-162, 2012.

9) Ogihara H, Kamo T, Tanaka R, Azami M, Kato T, Endo M, Tsunoda R, Fushiki H : Factors affecting the outcome of vestibular rehabilitation in patients with peripheral vestibular disorders. Auris Nasus Larynx 49 : 950-955, 2022.

10) Herdman SJ, Hall CD, Schubert MC, Das VE, Tusa RJ : Recovery of dynamic visual acuity in bilateral vestibular hypofunction. Arch Otolaryngol Head Neck Surg 133 : 383-389, 2007.

11) Krebs DE, Gill-Body KM, Parker SW, Ramirez JV, Wernick-Robinson M : Vestibular rehabilitation : useful but not universally so. Otolaryngol Head Neck Surg 128 : 240-250, 2003.

12) Krebs DE, Gill-Body KM, Riley PO, Parker SW : Double-blind, placebo-controlled trial of rehabilitation for bilateral vestibular hypofunction : preliminary report. Otolaryngol Head Neck Surg 109 : 735-741, 1993.

13) Lehnen N, Kellerer S, Knorr AG, Schlick C, Jahn K, Schneider E, Heuberger M, Ramaioli C : Head-movement-emphasized rehabilitation in bilateral vestibulopathy. Front Neurol 9 : 562, 2018.

14) Herdman SJ, Hall CD, Maloney B, Knight S, Ebert M, Lowe J : Variables associated with outcome in patients with bilateral vestibular hypofunction : Preliminary study. J Vestib Res 25 : 185-194, 2015.

15) Ertugrul S, Emre Soylemez E : Investigation of the factors affecting the success of vestibular rehabilitation therapy in patients with idiopathic unilateral vestibular hypofunction and idiopathic bilateral vestibular hypofunction. ENT Updates 9 : 150-158, 2019.

CQ 9　前庭リハビリテーションはめまいによるQOLの低下の改善に有用か？

● 推奨

末梢前庭障害によるQOLの低下を改善する目的で行う前庭リハビリテーションは，効果が得られる根拠のレベルが高く，行うことを非常に強く推奨する。

【推奨の強さ：1，合意率：100%，エビデンスレベル：A】

● 背景・目的

Mira, 2008 は，末梢前庭障害によって身体症状としてのめまい症状が出現すると同時に，精神症状として不安，抑うつやパニック，広場恐怖，そして高齢者では認知機能低下を来すとして，治療の目的として末梢前庭障害患者のQuality of Life（QOL）の改善が重要としている[1]。DHIは，めまい症状やQOL尺度として用いられている。その他に，代表的なQOL尺度としてSF-36がある。

CQ1, 2, 3 に記されているように一側および両側の末梢前庭障害に対して前庭リハビリテーションは，めまい症状や心身機能，ADLの改善に効果が得られ，かつ安全であることから，行うことが強く推奨されている。

本CQでは，QOLに対する前庭リハビリテーションの有用性を検討する。

● 解説・エビデンス

CQ1（p.38）に，一側末梢前庭障害に対する前庭リハビリテーションの効果に関するRCTのメタアナリシスの結果において，DHIの改善が示されている[2]。Sestak, et al., 2020 らは，異なるタイプの一側末梢前庭障害患者（半規管障害のみ，耳石器障害のみ，半規管・耳石器障害）80 例を対象として 12 週間の前庭リハビリテーションを行い，前庭機能およびDHIとSF-36 を用いたQOL評価を行った[3]。めまいによる障害度やQOLが改善していたことから，前庭リハビリテーションはQOLの改善に有効であることを示している。SF-36 では身体，心理のすべての下位尺度で有意な改善を認めていた。Sharma and Gupta, 2020 は，一側末梢前庭障害患者120 例を対象として，前庭リハビリテーション・プログラムをadaptation exercise, habituation exercise, substitution exercise, combined exercise の 4 群に分けて，プログラムがQOLに与える影響についてVestibular Activities and Participation（VAP）を用いて検討した[4]。その結果，combined exercise が最も改善率が良く，substitution exercise が最も改善率が悪かった。Meli, et al., 2006 は，25 例の一側末梢前庭障害，13 例の両側末梢前庭障害を含む種々の疾患 43 例を対象として 2～3 カ月の前庭リハビリテーションを行い，自覚症状，他覚的所見を評価した[5]。その結果，DHI，ABC scale，SF-36 で評価したQOLの改善を認めた。しかし，自覚的改善と他覚的検査の改善には相関を認めなかった。

本邦の報告では，五島ら，2011, 2013 は慢性めまい患者に対する外来での前庭リハビリ

第4章　クリニカルクエスチョンClinical Question（CQ）

テーションの治療効果として，DHIによるQOLの改善を報告した[6,7]。その要因として不安・抑うつなどの心理面での改善をあげている。

以上より，一側末梢前庭障害や両側末梢前庭障害に対する前庭リハビリテーションはDHI，SF-36や他のPRO（Patient Reported Outcome）を用いて評価した結果，QOLを改善させるという十分なエビデンスがある。

最近の前庭リハビリテーションの研究では有害性を記載した研究はない。最も多い副反応はめまいと悪心であり，訓練中あるいは訓練後に自覚する可能性がある症状である。これらの症状は前庭リハビリテーション介入後，数分から数日間で消失する。

益と害のバランス

患者が受ける利益：QOL低下の改善。

患者が受ける害：転倒。

益と害のバランス：適切な管理により益は害より大きい。

文献の採用方法

文献検索には，PubMed，Cochrane Library，医学中央雑誌を用いて実施した。PubMedでは，「peripheral vestibular disorder」，「vestibular hypofunction」，「peripheral vertigo」，「vestibular neuritis」，「vestibular rehabilitation」，「vestibular therapy」，「vestibular exercise」，「SF-36」，「QOL」をキーワードとして組み合わせて検索した。研究デザインや論文形式による絞り込みは行っていない。Cochrane Libraryでは，同じ検索式でシステマティックレビューを検索した。医学中央雑誌では，「末梢前庭障害」，「前庭機能低下」，「末梢性めまい」，「内耳性めまい」，「前庭神経炎」，「平衡訓練」，「前庭リハビリテーション」，「エクササイズ」，「生活の質」をキーワードとして組み合わせて検索した。その結果，英語文献では5編を抽出した。和文文献では会議録を除く7編を抽出した。それらの中からRCT 2編，観察研究5編を抽出した。それ以外に，ガイドライン上必要と判断したメタアナリシス2編を手作業による検索により追加して全文を読み，最終的に推奨の判定に6編の論文を採用した。

推奨の判定に用いた文献

2) McDonnell, Hillier, 2015, 3) Sestak, et al., 2020, 4) Sharma, Gupta, 2020, 5) Meli, et al., 2006, 6) 五島，他，2011, 7) 五島，他，2013.

参考文献

1) Mira E：Improving the quality of life in patients with vestibular disorders：the role of medical treatments and physical rehabilitation. Int J Clin Pract 62：109-114, 2008.
2) McDonnell MN, Hillier SL：Vestibular rehabilitation for unilateral peripheral vestibular dysfunction. Cochrane Database Syst Rev 1：Cd005397, 2015.

3）Sestak A, Maslovara S, Zubcic Z, Vceva A：Influence of vestibular rehabilitation on the recovery of all vestibular receptor organs in patients with unilateral vestibular hypofunction. NeuroRehabilitation 47：227–235, 2020.

4）Sharma KG, Gupta AK：Efficacy and comparison of vestibular rehabilitation exercises on quality of life in patients with vestibular disorders. Indian J Otolaryngol Head Neck Surg 72：474–479, 2020.

5）Meli A, Zimatore G, Badaracco C, De Angelis E, Tufarelli D：Vestibular rehabilitation and 6–month follow–up using objective and subjective measures. Acta Otolaryngol 126：259–266, 2006.

6）五島史行, 堤知子, 新井基洋, 小川郁：慢性期めまいの外来リハビリテーションとその治療効果. 耳鼻咽喉科臨床 104：681–687, 2011.

7）五島史行, 新井基洋, 小川郁：慢性めまい患者に対する外来前庭リハビリテーションの治療効果. 日本耳鼻咽喉科学会会報 116：1016–1023, 2013.

第4章　クリニカルクエスチョン Clinical Question（CQ）

CQ 10　前庭リハビリテーションはめまいに伴う抑うつや不安の改善に有用か？

●推奨

　末梢前庭障害によるめまいに伴う抑うつや不安を改善する目的で行う前庭リハビリテーションは，効果が得られる根拠のレベルが高く，行うことを非常に強く推奨する。

【推奨の強さ：1，合意率：100%，エビデンスレベル：A】

●背景・目的

　不安や抑うつはめまい患者によく合併する精神症状で，めまい症状を増悪させることが知られている。特に前者は，めまいによる日常生活の支障度，活動量の低下，サルコペニアの合併に関連性があることが示されており，めまい診療において重視すべき精神症状である[1-3]。また，抑うつもめまい患者に認められる精神症状である。不安や抑うつの評価には主に質問紙が用いられるが，代表的な不安尺度として State Trait Anxiety Inventory（STAI）があり，抑うつ尺度として Self-Rating Depression Scale（SDS），抑うつと不安を同時に調べる尺度として Hospital Anxiety and Depression Scale（HADS）がある。

　本 CQ では，抑うつや不安といった精神症状に対する前庭リハビリテーションの有用性を検討する。

●解説・エビデンス

　末梢前庭障害患者の不安や心理的なつらさが前庭リハビリテーションによって改善する，というエビデンスが蓄積されつつある。Tokle, et al., 2020 は，急性期の前庭神経炎患者を対象として RCT を行った。10 日間の prednisolone 投与などの治療に比べて前庭リハビリテーションを追加した群は，介入後 3 カ月の時点では有意ではないが，12 カ月の時点で有意に抑うつ・不安を改善させることを HADS を用いて示している[4]。このことから，前庭リハビリテーションの不安への効果は即時的ではなく，ある程度の期間が必要な可能性が示されている。また Teggi, et al., 2009 は，急性期の前庭神経炎で入院した患者を対象とした RCT において，前庭リハビリテーションを行い 25 日後の不安を VAS にて対照群と比較している[5]。採用した前庭リハビリテーションは，重心動揺のプラットフォーム上で，視線を安定化させる頭部運動訓練や視運動性眼振刺激，視覚フィードバックを用いた 10 セッションのプログラムであった。その結果，VAS を用いて不安が改善したことを報告している。Pavlou, et al., 2012 は，急性期の一側末梢前庭障害患者を対象として RCT を行い，バーチャルリアリティを用いた動的視覚刺激，静的視覚刺激下での前庭リハビリテーションが抑うつや不安に与える影響について検討している[6]。その結果，抑うつ症状は静的刺激群で，不安については動的刺激群で有意傾向をもって改善を認めたとしており，動的，静的な視覚刺激により抑うつと不安に対する異なった作用が示唆された。

　Herdman, et al., 2012 は，一側末梢前庭障害に対する前庭リハビリテーションには副反応がないこと，全ての患者で改善するわけではないことを示したうえで，抑うつと不安があると平衡感覚に対する満足度が低下し，前庭リハビリテーションの効果を打ち消す可能性を指摘している[7]。そして Disability Scale と percentage of time symptoms interfere with life を用いて QOL を評価し 12〜25％の一側前庭機能低下患者は改善がなかったとしている。

　本邦の報告では，一側前庭障害患者を含む慢性めまい患者を対象として，外来あるいは入院で前庭リハビリテーションを行い，治療前に比べて治療後に HADS，STAI，SDS などの質問紙を用い，不安や抑うつが改善したことが示されている[8-10]。

　いずれの研究でも一貫して，前庭リハビリテーション介入群では末梢前庭障害患者の抑うつと不安が有意に改善することが示されている。

益と害のバランス

　患者が受ける利益：抑うつや不安の改善。

　患者が受ける害：転倒。

　益と害のバランス：適切な管理により益は害より大きい。

文献の採用方法

　文献検索には，PubMed，Cochrane Library，医学中央雑誌を用いて実施した。PubMed では，「peripheral vestibular disorder」，「vestibular hypofunction」，「peripheral vertigo」，「vestibular neuritis」，「vestibular rehabilitation」，「vestibular therapy」，「vestibular exercise」，「Hospital Anxiety and Depression Scale (HADS)」をキーワードとして組み合わせて検索した。研究デザインや論文形式による絞り込みは行っていない。Cochrane Library では，同じ検索式でシステマティックレビューを検索した。医学中央雑誌では，「末梢前庭障害」，「前庭機能低下」，「末梢性めまい」，「内耳性めまい」，「前庭神経炎」，「平衡訓練」，「前庭リハビリテーション」，「エクササイズ」，「抑うつ」，「不安」をキーワードとして組み合わせて検索した。その結果，英語文献ではメタアナリシスはなく，RCT 3 編，観察研究 4 編の 7 編を抽出した。和文文献では会議録を除く 3 編を抽出した。それ以外にガイドライン上必要と判断した観察研究 1 編を手作業による検索により追加して全文を読み，最終的に推奨の判定に 7 編を採用した。

推奨の判定に用いた文献

4) Tokle, et al., 2020, 5) Teggi, et al., 2009, 6) Pavlou, et al., 2012, 7) Herdman, et al., 2012, 8) 五島, 他, 2011, 9) 五島, 他, 2013, 10) 新井, 他, 2009.

参考文献

1) Kamo T, Ogihara H, Tanaka R, Kato T, Tsunoda R, Fushiki H：Relationship between physical activity and

dizziness handicap inventory in patients with dizziness –A multivariate analysis. Auris Nasus Larynx 49：46–52, 2022.

2) Kamo T, Ogihara H, Tanaka R, Kato T, Azami M, Tsunoda R, Fushiki H：Prevalence and Risk Factors of Sarcopenia in Patients with Dizziness. Otol Neurotol 43：e1024–e1028, 2022.

3) Ogihara H, Kamo T, Tanaka R, Azami M, Kato T, Endo M, Tsunoda R, Fushiki H：Factors affecting the outcome of vestibular rehabilitation in patients with peripheral vestibular disorders. Auris Nasus Larynx 49：950–955, 2022.

4) Tokle G, Mørkved S, Bråthen G, Goplen FK, Salvesen Ø, Arnesen H, Holmeslet B, Nordahl SHG, Wilhelmsen KT：Efficacy of vestibular rehabilitation following acute vestibular neuritis：A randomized controlled trial. Otol Neurotol 41：78–85, 2020.

5) Teggi R, Caldirola D, Fabiano B, Recanati P, Bussi M：Rehabilitation after acute vestibular disorders. J Laryngol Otol 123：397–402, 2009.

6) Pavlou M, Kanegaonkar RG, Swapp D, Bamiou DE, Slater M, Luxon LM：The effect of virtual reality on visual vertigo symptoms in patients with peripheral vestibular dysfunction：a pilot study. J Vestib Res 22：273–281, 2012.

7) Herdman SJ, Hall CD, Delaune W：Variables associated with outcome in patients with unilateral vestibular hypofunction. Neurorehabil Neural Repair 26：151–162, 2012.

8) 五島史行, 堤知子, 新井基洋, 小川郁：慢性期めまいの外来リハビリテーションとその治療効果. 耳鼻咽喉科臨床 104：681–687, 2011.

9) 五島史行, 新井基洋, 小川郁：慢性めまい患者に対する外来前庭リハビリテーションの治療効果. 日本耳鼻咽喉科学会会報 116：1016–1023, 2013.

10) 新井基洋, 伊藤敏孝, 中山貴子, 髙橋直一, 五島史行：めまい集団リハビリテーションよる患者のQOL改善と不安, 抑うつの関係. Equilibrium Res 68：430–436, 2009.

CQ 11 バイオフィードバックなどの医療テクノロジーを用いた前庭リハビリテーションは有用か？

● 推奨

　医療テクノロジーを用いた前庭リハビリテーションは，末梢前庭障害によるめまい症状，バランスや歩行障害の改善に効果が得られる根拠のレベルが十分ではないことを理解したうえで，行うことを提案する。

【推奨の強さ：2，合意率：82%，エビデンスレベル：B】

● 背景・目的

　近年，医療テクノロジーの進歩に伴い，遠隔支援システムを用いて前庭リハビリテーションを行うことが試みられている[1,2]。また，バーチャルリアリティやバイオフィードバック，感覚代行理論に基づく医療機器を前庭リハビリテーションに応用することも取り組まれている[3]。

　本CQでは，末梢前庭障害にテクノロジーを用いた前庭リハビリテーションの有用性を検討する。

● 解説・エビデンス

　オンライン診療は低コストでアクセスしやすいことから，前庭リハビリテーションにおいても注目されている[1,2]。前庭リハビリテーションを遠隔医療で実施した3編のRCTの報告がある[4-6]。高齢者（50歳以上）で2年にわたり通院している前庭由来の慢性めまい症例を対象に，総合診療医が調査した単盲検RCTが実施されている[4-6]。Geraghty, et al., 2017の報告では，頭部変化などによりめまいが誘発されるなど前庭障害が疑われるめまい疾患において，インターネットを用いた視線を安定させるための頭部運動訓練と通常治療を比較すると，Vertigo Symptom Scale short form（VSS-SF）とDHIは，対照群と比べて治療6カ月後には有意に改善する結果が示されている[4]。また，van Vugt, et al., 2019は，めまいが1カ月以上継続する疾患に限定した対象に，インターネットでの前庭リハビリテーションに対面診療（訪問2回）を追加した群も合わせた3アームのRCTで，VSS-SFに対する効果とその費用対効果について調べている[5,6]。その結果，前庭リハビリテーションは対面診療を追加しても効果に有意差がなく，治療3カ月後と6カ月後で対照群に比べて有意な改善があり，前庭リハビリテーションがインターネットベースでも有効であることが示されている[5]。さらに，通常めまい治療に比べて質調整生存年（QALY）が高く示されたことから，インターネットを用いる前庭リハビリテーションを単独で行うことの高い費用対効果も示唆されている[6]。遠隔医療としての前庭リハビリテーションが有益であることが示唆されるが，システムセキュリティーや平衡機能の定量的評価，患者の理解度や安全性，アドヒアランスの問題もある。エビデンスは乏しい現状にあり，今後，エビデンス集積のための調査を進める必要

第4章　クリニカルクエスチョン Clinical Question (CQ)

がある。

　バーチャルリアリティを応用した前庭リハビリテーションに関しては，その有効性を検討した，2編のシステマティックレビューと8編のRCTがある[7-16]。Xie, et al., 2021 は，RCT6編についてレビューを行っている。そのうち，1編は通常の前庭リハビリテーションを対照としてバーチャルリアリティの単独効果を調べており，3編は，うち2編が通常の前庭リハビリテーション，1編が薬物治療を対照にバーチャルリアリティの上乗せ効果について調べ，残りの2編はバーチャルリアリティの種別間を比較して評価している[7-13]。その結果，すべての報告においてバーチャルリアリティの優位性が認められたが，2編ではDHIに有意な変化はなかったとしている。他方，Heffernan, et al., 2021 は，4編のバーチャルリアリティと1編のオーグメンテッドリアリティ（拡張現実）を施行した論文を抽出して，レビューとメタアナリシスを行っている[9-12,14,15]。採用した5編を統合的に評価すると，治療3カ月後までの期間におけるDHIに関しては，メタアナリシスによりSMDは−1.13（95%CI＝−1.74〜−0.52；162名）を示し，対照群と比較して有意な改善が認められたとしている。以上より，バーチャルリアリティを用いると，通常の前庭リハビリテーションや薬物治療への上乗せ効果は高いと評価される。しかし，単独使用での有効性に関しては，上記以外に通常の前庭リハビリテーションと比較した1編のRCTでも効果に違いがなかったと報告されており，さらに，質の高いエビデンスを求める調査が望まれる[16]。

　バイオフィードバック機器を用いる前庭リハビリテーションの試みがいくつか報告されている[17,18]。これらの機器は，失われた前庭覚を健常な感覚で代行した情報で身体にバイオフィードバックする理論に基づいて開発されたものが多い。代行感覚として，腰部や頬部の振動覚，聴覚さらには舌の触覚が用いられている[17,19-22]。そのうち有効性を検討した，1編のRCTと3編のコホート研究がある[19,21-23]。RCTでは，身体の傾き情報を腰部の振動覚で身体へフィードバックする機器を用いて，末梢前庭障害を主因とする1年以上持続するバランス障害を対象に，治療効果をsham機器と比べて検討している。その結果，治療を2週間以上の期間で行うと，治療終了時には，VSSとDHI，感覚統合機能テスト（Sensory Organization Test：SOT）で表される身体動揺が有意に改善し，前庭リハビリテーションとしての感覚代行によるバイオフィードバック療法の有効性が示されている[19]。また，聴覚や舌の触覚を用いたコホート研究でも，それぞれ慢性期の一側末梢前庭障害と両側末梢前庭障害に対して，重心動揺と歩行機能が有意に改善することが報告されている[21,22]。これらの改善が治療終了の3カ月後や2年後の時点でも認められており，バイオフィードバック効果が短期的および長期的に保持されることも示唆されている[19,22]。

　また，ガルバニック電気刺激を身体に与えて身体動揺を改善させる医療機器も開発されている[23]。バイオフィードバック機器を用いる前庭リハビリテーションは，通常の前庭リハビリテーションでは効果のない難治化した平衡障害に効果が期待されるが，現在のところRCTは1編のみでエビデンスは不足している。

　末梢前庭障害にテクノロジーを用いた前庭リハビリテーションの有用性を報告する論文は

蓄積されつつあるが，通信環境整備や情報セキュリティー，情報通信技術リテラシーの問題，医療機器に関する開発コストや法的問題などの課題がある。現状ではすべての症例に適用できるものではないが，治療提供の代替手段や難治化症例に対しての追加治療の一つとして期待され，今後のエビデンスの集積が望まれる。

益と害のバランス

患者が受ける利益：めまい症状，バランスや歩行障害の改善。

患者が受ける害：転倒，情報漏洩や医療機器が人体に与えるリスク。

益と害のバランス：適切な管理により益は害より大きい。

文献の採用方法

文献検索には，PubMed，Cochrane Library，医学中央雑誌を用いて実施した。PubMedでは，「peripheral vestibular disorder」，「vestibular hypofunction」，「peripheral vertigo」，「vestibular neuritis」，「web」，「on-line」，「tele」，「internet」，「virtual reality」，「biofeedback」，「sensory substitution」，「vestibular rehabilitation」，「vestibular therapy」，「vestibular exercise」をキーワードとして組み合わせて検索した。研究デザインや論文形式による絞り込みは行っていない。Cochrane Libraryでは，同じ検索式でシステマティックレビューを検索した。医学中央雑誌では，「末梢前庭障害」，「前庭機能低下」，「末梢性めまい」，「内耳性めまい」，「前庭神経炎」，「平衡訓練」，「前庭リハビリテーション」，「エクササイズ」，「遠隔医療」，「オンライン」，「インターネット」，「バーチャルリアリティ」，「仮想現実」，「バイオフィードバック」，「感覚代行」，をキーワードとして組み合わせて検索した。その結果，英文文献では167編を抽出した。和文文献では会議録を除く27編を抽出した。それらの中からシステマティックレビュー2編，RCT 12編，観察研究3編を抽出して全文を読み，推奨の判定に17編を採用した。

推奨の判定に用いた文献

4) Geraghty, et al., 2017, 5) van Vugt, et al., 2019, 6) van Vugt, et al., 2020, 7) Xie, et al., 2021, 8) Hsu, et al., 2017, 9) Micarelli, et al., 2017, 10) Micarelli, et al., 2019, 11) Garcia, et al., 2013, 12) Pavlou, et al., 2012, 13) Viirre, Sitarz, 2002, 14) Heffernan, et al., 2021, 15) Krueger, 2011, 16) Meldrum, et al., 2015, 19) Basta, et al., 2011, 21) Dozza, et al., 2007, 22) Yamanaka, et al., 2016, 23) Iwasaki, et al., 2014.

参考文献

1) 伏木宏彰：ICTを活用しためまい診療の取り組み—遠隔医療・オンライン診療に向けての課題—. Otol Jpn 32：177-183, 2022.

2) 山中敏彰：めまいのインターネット医療—オンラインによる医療情報と相談，診療—. JOHNS 35：1481-1490, 2019.

3) 加藤巧：前庭障害のリハビリテーションと機器．リハビリテーション・エンジニアリング 35：132-137, 2020.

4) Geraghty AWA, Essery R, Kirby S, Stuart B, Turner D, Little P, Bronstein A, Andersson G, Carlbring P, Yardley L：Internet-based vestibular rehabilitation for older adults with chronic dizziness：A randomized controlled trial in primary care. Ann Fam Med 15：209-216, 2017.

5) van Vugt VA, van der Wouden JC, Essery R, Yardley L, Twisk JWR, van der Horst HE, Maarsingh OR：Internet based vestibular rehabilitation with and without physiotherapy support for adults aged 50 and older with a chronic vestibular syndrome in general practice：three armed randomised controlled trial. BMJ 367:l5922. 2019. doi：10.1136/bmj. l5922.

6) van Vugt VA, Bosmans JE, Finch AP, van der Wouden JC, van der Horst HE, Maarsingh OR：Cost-effectiveness of internet-based vestibular rehabilitation with and without physiotherapy support for adults aged 50 and older with a chronic vestibular syndrome in general practice. BMJ Open 10：e035583, 2020. doi：10.1136/bmjopen-2019-035583.

7) Xie M, Zhou K, Patro N, Chan T, Levin M, Gupta MK, Archibald J：Virtual reality for vestibular rehabilitation：A systematic review. Otol Neurotol 42：967-977, 2021.

8) Hsu SY, Fang TY, Yeh SC, Su MC, Wang PC, Wang VY：Three-dimensional, virtual reality vestibular rehabilitation for chronic imbalance problem caused by Ménière's disease：a pilot study. Disabil Rehabil 39：1601-1606, 2017.

9) Micarelli A, Viziano A, Augimeri I, Micarelli D, Alessandrini M：Three-dimensional head-mounted gaming task procedure maximizes effects of vestibular rehabilitation in unilateral vestibular hypofunction：a randomized controlled pilot trial. Int J Rehabil Res 40：325-332, 2017.

10) Micarelli A, Viziano A, Micarelli B, Augimeri I, Alessandrini M：Vestibular rehabilitation in older adults with and without mild cognitive impairment：Effects of virtual reality using a head-mounted display.Arch Gerontol Geriatr 83：246-256, 2019.

11) Garcia AP, Ganança MM, Cusin FS, Tomaz A, Ganança FF, Caovilla HH. Vestibular rehabilitation with virtual reality in Ménière's disease. Braz J Otorhinolaryngol 79：366-374. 2013.

12) Pavlou M, Kanegaonkar RG, Swapp D, Bamiou DE, Slater M, Luxon LM：The effect of virtual reality on visual vertigo symptoms in patients with peripheral vestibular dysfunction：a pilot study. J Vestib Res 22：273-281, 2012.

13) Viirre E, Sitarz R：Vestibular rehabilitation using visual displays：preliminary study. Laryngoscope 112：500-503, 2002.

14) Heffernan A, Abdelmalek M, Nunez DA：Virtual and augmented reality in the vestibular rehabilitation of peripheral vestibular disorders：systematic review and meta-analysis. Sci Rep 11：17843, 2021. doi：10.1038/s41598-021-97370-9.

15) Krueger WW：Controlling motion sickness and spatial disorientation and enhancing vestibular rehabilitation with a user-worn see-through display. Laryngoscope 121：S17-S35, 2011.

16) Meldrum D, Herdman S, Vance R, Murray D, Malone K, Duffy D, Glennon A, McConn-Walsh R：Effectiveness of conventional versus virtual reality-based balance exercises in vestibular rehabilitation for unilateral peripheral vestibular loss：results of a randomized controlled trial. Arch Phys Med Rehabil 96：1319-1328, 2015.

17) 武田憲昭：前庭代償と平衡訓練—基礎から臨床への展開—．第121回日本耳鼻咽喉科学会総会・学術講演会（2020年）宿題報告．徳島大学医学部耳鼻咽喉科学教室，徳島，pp.113-119, 2020.

18) 山中敏彰：Human-Machine Interface を用いる 前庭感覚代行バイオフィードバック療法．Equilibrium Res 76：180-187, 2017.

19) Basta D, Rossi-Izquierdo M, Soto-Varela A, Greters ME, Bittar RS, Steinhagen-Thiessen E, Eckardt R, Harada T, Goto F, Ogawa K, Ernst A：Efficacy of a vibrotactile neurofeedback training in stance and gait conditions for the treatment of balance deficits：a double-blind, placebo-controlled multicenter study. Otol Neurotol 32：1492-1499, 2011.

20) 佐藤豪：両側性前庭障害に対する TPAD による感覚代行を用いた平衡訓練．Equilibrium Res 80：210-215, 2021.

21) Dozza M, Horak FB, Chiari L：Auditory biofeedback substitutes for loss of sensory information in maintaining stance. Exp Brain Res 178：37-48, 2007.

22) Yamanaka T, Sawai Y, Murai T, Nishimura T, Kitahara T：Long-term effects of electrotactile sensory sub-

stitution therapy on balance disorders. Neuroreport 27：744–748, 2016.
23）Iwasaki S, Yamamoto Y, Togo F, Kinoshita M, Yoshifuji Y, Fujimoto C, Yamasoba T：Noisy vestibular stimulation improves body balance in bilateral vestibulopathy. Neurology 82：969–975, 2014.

第4章　クリニカルクエスチョン Clinical Question（CQ）

第**5**章

参考資料・略語一覧表

① 参考資料

※本書の訓練動画は「目白大学耳科学研究所クリニックの公式チャンネル」より許可を得て掲載しています。動画はYouTubeまたは配信者の都合により閲覧できなくなる可能性もあります。ご留意ください。

1.1 座位　頭部運動訓練

【頭部運動訓練 yaw VOR×1】

【頭部運動訓練 pitch VOR×1】

【頭部運動訓練 yaw VOR×2】

【頭部運動訓練 pitch VOR×2】

1.2 立位　バランス訓練

【バランス訓練（前後・左右）開眼】

【バランス訓練（前後・左右）閉眼】

【バランス訓練（閉脚→継足→単脚）開眼】

【バランス訓練（閉脚→継足→単脚）閉眼】

【バランス訓練（閉脚→継足）開眼・クッションの上】

1.3 歩行訓練

【歩行訓練 yaw・pitch・roll】

【歩行訓練 加速・減速歩行】

【歩行訓練 TUG】

【歩行訓練 円周歩行】

【歩行訓練 視標を見ながらの歩行】

1.4 慣れを誘導する訓練

【動作や姿勢に対する慣れ】

【視覚刺激に対する慣れ】

第5章

参考資料・略語一覧表

② 略語一覧表

AAQ-Ⅱ	Acceptance and Action Questionnaire-Ⅱ
ABC scale	Activities-Specific Balance Confidence Scale
ADL	Activities of Daily Living
AGREE Ⅱ	Appraisal of Guidelines for Research and Evaluation Ⅱ
BBS	Berg Balance Scale
B-IPQ	Brief Illness Perception Questionnaire
BPPV	Benign paroxysmal positional vertigo
CBRQ	Cognitive and Behavioural Responses to Symptoms Questionnaire
COI	Conflict of Interest
CQ	Clinical Question
CTSIB	Clinical Test of Sensory Interaction on Balance
DASS-21	Depression Anxiety Stress Scales-21
DGI	Dynamic Gait Index
DHI	Dizziness Handicap Inventory
DVA	Dynamic Visual Acuity
EQ-5D	EuroQol 5 dimensions
FFMQ	Five Facet Mindfulness Questionnaire
FGA	Functional Gait Assessment
HADS	Hospital Anxiety and Depression Scale
HAMA	Hamilton Anxiety Scale
INVEST	cognitive-behavioural therapy informed vestibular rehabilitation
mCTSIB	modified Clinical Test of Sensory Interaction on Balance
MSQ	Motion Sensitivity Quotient
NPQ	Niigata PPPD Questionnaire
PPPD	Persistent Postural-Perceptual Dizziness
PRO	Patient Reported Outcome
QOL	Quality of Life

RCT	Randomized Controlled Trial
SCQ	Situational Characteristic Questionnaire
SDS	Self-Rating Depression Scale
SF-36	36-Item Short-Form Health Survey
SIG	Special Interest Group
SMD	Standardized Mean Difference
SOT	Sensory Organization Test
STAI	State Trait Anxiety Inventory
TUG	Timed Up and Go test
VADL	Vestibular Disorders Activities of Daily Living Scale
VAP	Vestibular Activities and Participation
VAS	Visual Analog Scale
VSS	Vertigo Symptom Scale
VSS-SF	Vertigo Symptom Scale short form

第5章

参考資料・略語一覧表

索　引

前庭リハビリテーションガイドライン 2024年版

2024 年 2 月 20 日　第 1 版（2024 年版）第 1 刷発行

編　者　一般社団法人　日本めまい平衡医学会

発行者　福村　直樹

発行所　金原出版株式会社

〒 113-0034　東京都文京区湯島 2-31-14

電話　編集（03）3811-7162

　　　営業（03）3811-7184

FAX　　（03）3813-0288　　　　　Ⓒ日本めまい平衡医学会, 2024

振替口座　00120-4-151494　　　　　　　　　　　検印省略

http://www.kanehara-shuppan.co.jp/　　　*Printed in Japan*

ISBN 978-4-307-37136-0　　　　　　　　　印刷・製本／永和印刷

WEB アンケートにご協力ください

読者アンケート（所要時間約 3 分）にご協力いただいた方の中から
抽選で毎月10名の方に図書カード1,000円分を贈呈いたします。
アンケート回答はこちらから ➡

https://forms.gle/U6Pa7JzJGfrvaDof8